El signo del gato

El signo del gato

RAY BRADBURY

El signo del gato

minotauro Libros del Rincón

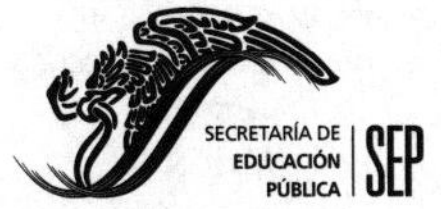

Sistema de clasificación Melvil Dewey DGME

813
B72
2006 Bradbury, Ray,
El signo del gato / Ray Bradbury; trad. de Marcial Souto. — México : SEP : Editorial Planeta Mexicana, 2006.
208 p. — (Libros del Rincón)

ISBN: 970-790-973-0 SEP

1. Literatura estadounidense. 2. Novela. de ciencia ficción. I. Souto, Marcial, tr. II. t. III. Ser..

Título original: *The Cat's Pajamas*

Primera edición SEP / Editorial Planeta Mexicana, 2006

ISBN: 970-37-0552-9 Editorial Planeta Mexicana
ISBN: 970-790-973-0 SEP

Impreso en México

PARA MAGGIE
Siempre y para siempre
la mejor

RECORDANDO A SKIP...
Excelente hermano, buen amigo,
que compartió esos grandes años iniciales
en Green Town, Illinois

Gracias a Donn Albright por merodear
en mi sótano y buscar cuentos
que hace tiempo ovidé haber escrito.
Sigue siendo mi golden retriever.

Introducción: Vivito y coleando y escribiendo

¿Qué se puede decir de mi lado secreto, de mi subconsciente, del demonio creativo que me escribe estos cuentos?

Trataré de encontrar una manera de mirar con ojos nuevos ese proceso que me ha mantenido vivo y coleando y escribiendo durante setenta años.

Dos buenos ejemplos de cómo he tratado de trabajar desde los años cuarenta hasta hoy son mis cuentos «Crisálida» y «El completista». (Nota: El «Crisálida» de esta recopilación es diferente del cuento del mismo título publicado en la revista *Amazing Stories* en 1946 e incluido en *S Is for Space*. Me gustó tanto el título que lo usé dos veces.)

Durante los largos veranos de los años cuarenta, yo pasaba junto con mi hermano todo el tiempo libre en la playa. Él era un surfista de verdad y yo un surfista corporal, y andaba por el muelle de Santa Mónica y conocía a todos los jugadores de voleibol y a todos los levantadores de pesas. Entre los amigos que hacía había algunas personas de color (en esos tiempos todo el mundo decía «de color»; los términos «negro» y «afroamericano» vinieron más tarde).

Me intrigaba saber si esas personas de color se bronceaban; era algo que hasta ese momento no me había pasado por la mente. Así que allí estaba la metáfora, y escribí «Crisálida», que ahora se publica por primera vez. Escribí el cuento y lo guardé mucho antes de que apareciera el movimiento por los derechos civiles; es un producto de la época, y creo que pasa la prueba del tiempo.

«Actuaremos con naturalidad» viene de haber sido criado en la casa de mi abuela, a tiempo parcial, por un ama negra llamada Susan. Susan era una dama maravillosa y durante toda mi infancia esperaba con ansiedad su llegada una vez a la semana.

Cuando mi familia se mudó al Oeste en 1934, perdí el contacto con la mayoría de mis amigos de Waukegan, incluida Susan, que en un momento me escribió una carta preguntando si podría venir a trabajar de criada para nuestra familia. Por desgracia estábamos en plena Depresión, y mi padre no tenía trabajo y mi hermano se había alistado en el Civilian Conservation Corps para no ser una carga familiar. Éramos pobres de solemnidad y apenas podíamos mantener la cabeza fuera del agua. Tuve que escribir a Susan y darle las gracias por su amabilidad y desearle todo lo mejor en el futuro. Eso me hizo pensar en volver algún día a visitar a mis amigos de Waukegan y a ver de nuevo a Susan. Nunca ocurrió, pero el cuento nace de imaginarme el futuro y de no ser exactamente el ser humano que me gustaría ser. Muchos años después tuve noticias de Susan; en la última parte de la Depresión había sobrevivido bien.

«El completista» es otro tipo de cuento. Hace años, mi mujer, Maggie, y yo, encontramos a un increíble coleccionista de libros y fundador de bibliotecas en un viaje que hicimos por el Atlántico. Pasamos horas con él, intrigados por las historias que contaba de su increíble vida.

Al final del encuentro quedamos estupefactos por algo que ocurrió y que encontrarás en el cuento.

Recordé el viaje y a ese caballero durante veinte años y no hice nada con la metáfora que ofrecía.

Durante las últimas seis semanas ocurrió algo extraño y sorprendente. A principios de noviembre mi mujer enfermó, acabó en el hospital y murió poco antes del día de Acción de Gracias. Durante su enfermedad y después, por primera vez en setenta años, mi demonio ha estado callado dentro de mí. Mi musa, mi Maggie, se había ido, y mi demonio no sabía qué hacer.

A medida que pasaban los días, y después las semanas, empecé a pensar si volvería a escribir; no estaba acostumbrado a despertarme por la mañana y no tener mi teatro personal representando ideas dentro de mi cabeza.

Pero una mañana, hace pocos días, me desperté y descubrí al caballero de «El completista» sentado en el borde de mi cama, esperándome y diciendo: «Te ha llegado el momento de escribir mi historia.»

Con entusiasmo, por primera vez en más de un mes, llamé a mi hija Alexandra y le dicté el cuento.

Espero que al comparar «Crisálida» y «El completista» veas que, a pesar del tiempo transcurrido, mi habilidad para reconocer una metáfora cuando la veo no ha cambiado.

Por supuesto, mi habilidad como escritor era mucho más primitiva cuando escribí «Crisálida», pero la idea es fuerte y merece la pena.

«Cuestión de gustos» es consecuencia de encontrar arañas durante buena parte de mi vida, ya fuera en un montón de leña en Tucson o en la carretera a Ciudad de México, donde vi una tan grande que nos bajamos del coche para examinarla. Era más grande que una mano mía, peluda y hermosa. En California me enteré de que todos los garajes de Los Ángeles tienen varias docenas de viudas negras, así que conviene andar con cuidado para no ser picado por una de esas venenosas criaturas. En algún momento uno se pregunta cómo sería tener un esqueleto no por dentro sino por fuera, y «Cuestión de gustos» es una ampliación de ese concepto, donde presento, en un planeta lejano, un mundo de arañas que son más inteligentes que los astronautas intrusos que llegan a su encuentro. Ése fue el punto de partida de un guión titulado «It Came from Outer Space», que escribí para Universal unos meses más tarde. Con la creación de ese cuento imaginativo conseguí empleo en un estudio cinematográfico y se hizo una película bastante buena.

En cuanto al resto de los cuentos de este libro, la mayoría ocurrieron de manera casi instantánea y corrí a ponerlos por escrito.

Un día, hace seis meses, estaba firmando libros con un joven amigo, y empezamos a hablar de los casinos indios situados por todo Estados Unidos. De repente le dije: «¿Y si un grupo de senadores borrachos se jugaran Estados Unidos ante el director de un casino indio y perdieran?».

Al terminar de decirlo exclamé: «Quiero un lápiz y papel», y anoté la idea y unas horas más tarde terminé el cuento.

Hojeando un ejemplar del *New Yorker* hace seis meses encontré una serie de fotos de *okies*, temporeros de Oklahoma, supuestamente tomadas en la década de los treinta, cuando iban hacia el Oeste por la Ruta 66. Al seguir leyendo descubrí que no eran temporeros sino modelos neoyorquinos vestidos con ropa antigua y posando en la ciudad de Nueva York durante el año anterior. Esa revelación me produjo tanta ira y asombro –¿¡cómo podían utilizar un capítulo tan trágico de nuestra historia para un desfile de modas!?– que escribí el cuento «Sesenta y seis».

Este libro también está lleno de amor hacia mis escritores preferidos. Nunca en mi vida he sentido celos o envidia de mis grandes amores, F. Scott Fitzgerald, Melville, Poe, Wilde y demás. Sólo he querido acompañarlos en los estantes de las bibliotecas.

Tan preocupado he estado por la mente y la creatividad de Fitzgerald que me he dedicado a inventar máquinas del tiempo para volver al pasado y rescatarlo de sí mismo; tarea imposible, claro, pero el amor me lo exigía.

En esta colección me encontrarás defendiendo una fe, ayudando a Scotty a terminar obras que tendría que haber terminado y diciéndole una y otra vez que no adorara el dinero y que no entrara en los estudios cinematográficos.

Hace unos años, viajando por la autopista hacia Pasadena, vi los fabulosos graffiti en los muros de cemento y en los puentes, donde artistas anónimos se habían colgado cabeza abajo para crear sus milagrosos murales. La idea me fascinó tanto que al final del viaje escribí «¡Olé, Orozco! ¡Siqueiros, sí!».

El cuento sobre el tren fúnebre de Lincoln, «El tren fúnebre de John Wilkes Booth/Warner Brothers/MGM/NBC» no tendría que llamar nada la atención, dado que vivimos en una era en la que la publicidad parece ser una manera de vida, se desconocen las realidades de la historia y no se celebra a los héroes sino a los villanos.

«Todos mis enemigos están muertos» no necesita explicación. Al envejecer descubrimos que no sólo desaparecen nuestros amigos sino que los enemigos que nos intimidaban –en la escuela, en el instituto– se van y no nos quedan recuerdos hostiles. He llevado ese concepto hasta el extremo.

«El Eterno Orient Express de R. B., G. K. C. y G. B. S.» no es en el fondo un cuento, sino un cuento-poema, perfecta demostración de mi total amor por la biblioteca y sus autores desde que tenía ocho años. No fui a la universidad, así que la biblioteca fue para mí el sitio de encuentro con personas como G. K. Chesterton y Shaw y demás habitantes fabulosos de los estantes. Mi sueño era entrar un día en la biblioteca y ver uno de mis libros apoyado en un libro de aquellos autores. Nunca sentía celos de mis héroes, nunca los envidiaba; sólo quería seguirlos como un perro faldero hasta alcanzar su fama. El poema salió entero un día, de un tirón, para que yo, como un ratón silencioso, pudiera acompañarlos, casi invisible, y escuchar su fabulosa conversación. Si algo representa mi meta en la vida durante un tiempo es ese poema; por eso lo incluyo aquí.

En resumen, la mayoría de estos cuentos se han apoderado de mí en diversos momentos y no me han soltado hasta que les di forma.

Habla mi demonio. Espero que tú escuches.

Crisálida

1946-1947

Mucho después de la medianoche se levantó y miró los frascos recién sacados de las cajas, y alzó las manos para tocarlos y encender con suavidad una cerilla y leer las etiquetas blancas mientras sus padres dormían sin enterarse en la habitación de al lado. Al pie de la colina donde estaba su casa golpeaba el mar, y mientras él susurraba los nombres mágicos de las lociones oía las mareas que lavaban las rocas y la arena. Los nombres se le apoyaron con facilidad en la lengua: ACEITE BLANCO DE MEMPHIS, GARANTIZADO, BÁLSAMO LOCIÓN DE TENNESSEE... JABÓN BLANCO LEJÍA DE HIGGEN; nombres que eran como sol que quema la oscuridad, como agua que blanquea la ropa. Los destapó y los olió y echó un poco en las manos y las frotó y las acercó a la luz para ver cuánto le faltaba para tener manos blancas como guantes de algodón. Al ver que no ocurría nada se consoló diciéndose que quizá mañana por la noche, o a la noche siguiente, y al volver a la cama se quedó mirando los frascos, ordenados allí arriba como gigantescas cucarachas verdes, destellando a la débil luz de la farola.

«¿Por qué hago esto?», pensó. «¿Por qué?»

–¿Walter?

Ésa era la voz suave de su madre, llamándolo desde lejos.

–¿Sí?

–¿Estás despierto, Walter?

—Sí.

–Tienes que dormirte –dijo ella.

Por la mañana fue a ver de cerca, por primera vez, el constante mar. Para él, que nunca lo había visto, era una maravilla. Venían de un pequeño pueblo de Alabama, puro calor y polvo, arroyos secos y agujeros de barro pero nada de ríos ni de lagos cerca, para eso era necesario viajar, y ése era el primer viaje que hacían, hasta California, en un abollado Ford, cantando en voz baja. Poco antes de emprender el viaje, Walter había completado un año de ahorros y pedido los doce frascos de loción mágica que llegaron nada menos que el día antes de la partida. Así que había tenido que meterlos en cajas y llevarlos por los prados y desiertos de los estados, probando secretamente uno y otro en los baños a lo largo del camino. Iba en el asiento delantero, la cabeza echada hacia atrás, los ojos cerrados, absorbiendo el sol, la loción en la cara, esperando a quedar blanco como la leche.

«Lo veo», se decía, todas las noches. «Poco a poco.»

–Walter –decía su madre–. ¿Qué es ese olor? ¿Qué te estás poniendo?

–Nada, mamá, nada.

¿Nada? Caminó por la arena y se detuvo ante las aguas verdes y sacó un frasco del bolsillo y dejó que un gusanillo de fluido blancuzco se le enroscara en la palma antes de pasárselo por la cara y los brazos. Se quedaría todo el día acostado como un cuervo junto al mar y dejaría que el sol le quemara la oscuridad. Quizá se lanzaría contra las olas para que lo batieran como bate una lavadora un trapo oscuro, y para que lo escupieran sobre la arena, jadeando, hasta secarse y cocerse al sol, flaco esqueleto de una vieja bestia, blanco como la tiza y fresco y limpio.

GARANTIZADO, decían las letras rojas del frasco. La palabra le ardía en la mente. ¡GARANTIZADO!

–Walter –decía su madre, espantada–. ¿Qué te ha pasado? ¿Eres *tú*, hijo mío? ¡Pareces leche, pareces nieve!

Hacía calor. Walter se apoyó en los tablones del paseo marítimo y se quitó las zapatillas. Detrás de él, un puesto de perritos calientes lanzaba brillos de aire frito, olor a cebolla y a salchichas. Un hombre de cara fibrosa y granujienta miró a Walter, y Walter inclinó tímidamente la cabeza y apartó la mirada. Un instante más tarde resonó un portazo y Walter oyó que se acercaban unos pasos decididos. El hombre miró desde arriba a Walter, en una mano una espátula plateada, en la cabeza un gorro de cocinero, grasiento y gris.

–Vete de aquí –dijo.

–¿Perdón, señor?

–He dicho que la playa de los negros está allá. –El hombre inclinó la cabeza en aquella dirección sin mirar, mirando sólo a Walter–. No quiero que te quedes delante de mi negocio.

Walter miró al hombre pestañeando, sorprendido.

–Pero esto es California –dijo.

–¿Estás tratando de hacerte el duro conmigo? –preguntó el hombre.

–No, señor, yo sólo he dicho que esto no es el Sur.

–Donde yo estoy es el Sur –dijo el hombre, volviendo al puesto para echar unas hamburguesas en la plancha y aplastarlas con la espátula mientras miraba con ferocidad a Walter.

Walter dio media vuelta con su cuerpo relajado y echó a andar hacia el norte. El asombro y la curiosidad de aquella playa volvieron a él con una ola y una nube de arena. Al llegar al final del paseo marítimo se detuvo y miró hacia abajo, bizqueando.

Sobre la arena blanca había un chico blanco, acurrucado en una postura tranquila.

En los ojos grandes de Walter brilló la perplejidad. Todos los blancos eran raros, pero aquél reunía la rareza de todos. Walter apoyó un pie moreno sobre otro, observando. El chico blanco parecía estar esperando algo allí en la arena.

El chico blanco se miraba ceñudo los brazos, acariciándolos, espiando por encima del hombro, contemplando la barriga y las piernas firmes y limpias.

Walter, un poco intranquilo, bajó del paseo marítimo. Pedaleó con cuidado por la arena y se detuvo nervioso y esperanzado junto al chico blanco, relamiéndose, proyectándole encima una sombra.

El chico blanco, relajado, estaba allí tumbado como un títere sin hilos. La larga sombra le pasó sobre las manos, y despacio alzó la mirada hacia Walter, la apartó y volvió a enfocarlo.

Walter se acercó más, sonrió con timidez y miró alrededor, como si el chico se estuviera fijando en algún otro.

El chico sonrió.

–Hola.

–Hola –dijo Walter en voz muy baja.

–Bonito día.

–Bonito de verdad –dijo Walter con una sonrisa.

No se movió. Se quedó allí con los delicados dedos a los lados, y dejó que el viento le recorriera las oscuras y apretadas hileras de pelo de la cabeza, y finalmente el chico blanco dijo:

–¡Tírate en la arena!

–Gracias –dijo Walter, obedeciendo de inmediato.

El chico movió los ojos en todas direcciones.

–Hoy no han venido muchos.

–Está terminando la temporada –dijo Walter con cautela.

–Sí. Hace una semana empezó la escuela.

Una pausa.

–Tú acabaste –dijo Walter.

–En junio. He estado trabajando todo el verano; no he tenido tiempo de venir a la playa.

–¿Estás tratando de recuperar el tiempo perdido?

–Sí. Pero no sé si podré broncearme mucho en dos semanas. Tengo que irme a Chicago el primero de octubre.

–Ah –dijo Walter, asintiendo–. Te he visto aquí todos los días. Pensaba en eso.

El chico suspiró con la cabeza apoyada en los brazos cruzados.

–No hay nada como la playa. ¿Cómo te llamas? Yo me llamo Bill.

–Yo Walter. Hola, Bill.

–Hola, Walt.

Llegó una ola, suave, brillante.

–¿Te gusta la playa? –preguntó Walter.

–Claro que sí. ¡Tendrías que haberme visto el penúltimo verano!

–Seguro que te bronceaste mucho –dijo Walter.

–No, *nunca* me bronceo. Sólo me voy poniendo cada vez más oscuro. Termino tan oscuro como un ne... –El niño blanco vaciló y se interrumpió. Le subió el color a la cara, se sonrojó–. Me pongo muy oscuro –concluyó sin convicción, apartando la mirada, avergonzado.

Para demostrar que no le importaba, Walter se rió casi con tristeza, moviendo la cabeza. Bill lo miró de un modo raro.

–¿De qué te ríes?

–De nada –dijo Walter, observando los brazos largos y pálidos y las piernas y el estómago medio pálidos del chico blanco–. De nada.

Bill se estiró como un gato blanco para aprovechar el sol, para que se le metiera en los relajados huesos.

–Walt, quítate la camisa. Toma un poco el sol.

–No, no puedo hacer eso –dijo Walter.

–¿Por qué?

–Me quemaría –dijo Walter.

–¡Jo! –exclamó el chico blanco. Después se dio la vuelta tapándose la boca con una mano. Bajó la mirada y después la levantó de nuevo–. Perdón. Creía que estabas bromeando.

Walter inclinó la cabeza, parpadeando con aquellas pestañas largas y hermosas.

–No tiene importancia –dijo–. Sé que lo pensabas.

Fue como si Bill viera por primera vez a Walt. Muy cohibido, Walter escondió los pies descalzos debajo de las nalgas; de repente le sorprendió lo parecidos que eran a bronceados zapatos de caucho. Zapatos de caucho gastados por una tormenta que no parecía llegar nunca.

Bill estaba desconcertado.

–Nunca se me había ocurrido. No lo sabía.

–Pues nos suele pasar. Si me quito la camisa –dijo Walter– en seguida me cubro de ampollas. *Claro* que nos quemamos.

–Caramba –dijo Bill–. Caramba. Tendría que saber esas cosas. Me parece que nunca pensamos en ellas.

Walter tamizó un puñado de arena.

–No –dijo, despacio–. Creo que no. –Se levantó–. Bueno, vuelvo al hotel. Tengo que ayudar a mamá en la cocina.

–Hasta pronto, Walt.

–Hasta pronto. Mañana y pasado mañana.

–De acuerdo. Nos vemos.

Walter saludó con la mano y subió rápidamente por la cuesta. Al llegar arriba se volvió bizqueando. Bill seguía tendido en la arena, esperando algo.

Walter se mordió los labios y sacudió los dedos apuntando al suelo.

–¡Ese chico...! –dijo en voz alta–, ¡ese chico está *loco*!

Cuando Walter era un niño muy pequeño había tratado de invertir las cosas. La maestra, en la escuela, apuntando a un dibujo de un pez, había dicho:

–Mira cuán descolorido y desteñido ha quedado este pez de nadar durante generaciones en las profundidades de la Cueva del Mamut. Está ciego y no necesita órganos de la vista y...

Esa misma tarde, hace años, Walter había corrido a casa e impaciente se había escondido arriba, en el desván del cuidador, el señor Hampden. Fuera golpeaba el sol de Alabama. En aquella cerrada oscuridad, Walter, agazapado, se oía los latidos del corazón. Por las tablas sucias pasó susurrando un ratón.

Lo había entendido todo. El hombre blanco que trabajaba al sol se volvía negro. El niño negro que se escondía en la oscuridad se volvía blanco. ¡Claro que sí! ¿Acaso no era razonable? ¿Verdad que si una cosa ocurría de una manera la otra tenía que ocurrir a su manera?

Se quedó en el desván hasta que el hambre lo obligó a bajar.

Era de noche. Brillaban las estrellas.

Se miró las manos.

Seguían siendo morenas.

Pero ¡había que esperar a la mañana! ¡Lo que veía ahora no contaba! De noche no se notaba el cambio, claro que no. ¡Espera, espera! Conteniendo el aliento, bajó con rapidez el resto de los escalones de la vieja casa, corrió a la casucha de su madre en el bosquecillo y se escabulló en la cama, sin sacar las manos de los bolsillos, con los ojos cerrados. Pensó mucho antes de dormir.

Por la mañana, al despertar, se vio encerrado en la jaula de luz de una pequeña ventana.

Sobre el andrajoso edredón, sus manos y brazos muy oscuros no habían cambiado.

Soltó un fuerte suspiro y hundió la cara en la almohada.

El paseo marítimo atraía a Walter todas las tardes, y siempre daba un cauteloso rodeo para evitar al dueño de la parrilla y puesto de salchichas.

Walter pensaba que estaba sucediendo algo extraordinario. Que se estaba produciendo un gran cambio, una evolución. Observaba los detalles de ese verano agonizante, que le daban mucho que pensar. Trataría de entender el verano hasta su fin. El otoño se alzaba como un maremoto; allí arriba, suspendido, amenazaba con caer en cualquier momento.

Bill y Walter hablaban todos los días, y las tardes pasaban, y sus brazos, uno al lado del otro, empezaron a parecerse de una manera que a Walter le resultaba extrañamente agradable; miraba fascinado esa cosa que ocurría, esa cosa que Bill había planeado y a la que con tanta paciencia dedicaba su tiempo.

Bill hacía dibujos en la arena con una mano pálida que día a día se iba volviendo más oscura. El sol le teñía los dedos uno a uno.

El sábado y el domingo aparecieron más chicos blancos. Walter empezó a irse, pero Bill le gritó que se quedara, ¡qué narices, qué narices! Y Walter se puso a jugar con ellos al voleibol.

El verano los había arrojado en llamas de arena y llamas verdes de agua hasta que quedaron enjuagados y barnizados de oscuridad. Por primera vez en su vida, Walter sentía que formaba parte de la gente. Habían elegido cubrirse con piel como la suya y bailaban, cada vez más oscuros, a los lados de la alta red, lanzando la pelota y las risas para atrás y para adelante, luchando con Walter, bromeando con él, arrojándolo al mar.

Finalmente, un día Bill palmeó la muñeca de Walter y exclamó:

–¡Mira, Walter!

Walter miró.

–Soy más oscuro que tú –gritó Bill, asombrado.

–Diablos –murmuró Walter, mirando una y otra muñeca–. Ajá. Sí, señor, claro que sí, Bill. Claro que sí.

Bill dejó los dedos en la muñeca de Walter; en su rostro había una expresión de asombro, se le aflojó el labio inferior y en los ojos le empezaron a danzar los pensamientos. Soltando una carcajada, apartó la mano y miró hacia el mar.

–Esta noche me pondré la camisa deportiva blanca. Vas a ver qué elegante estaré. La camisa blanca y el bronceado... ¡ya verás!

–Seguro que te quedará muy bien –dijo Walter, volviendo la cabeza para ver qué miraba Bill–. Mucha gente de color usa ropa *negra* y camisa de color vino para hacer que su cara parezca más blanca.

–¿De veras, Walter? No lo sabía.

Bill parecía incómodo, como si pensara algo que no sabía cómo tratar. Como si fuera una brillante idea, miró a Walter y dijo:

–Toma un poco de dinero. Vete a comprar un par de salchichas.

Walter sonrió agradecido.

–A ese hombre de las salchichas no le gusto.

–Ve igual. Toma el dinero. Qué demonios.

–De acuerdo –dijo Walter con reticencia–. ¿La tuya la quieres con todo?

–¡Con todo!

Walter atravesó la arena caliente a grandes zancadas. Saltó al paseo marítimo y entró en la olorosa sombra del puesto de salchichas, donde, alto y digno, se quedó esperando con los labios apretados.

–Por favor, dos perritos calientes con todo encima, para llevar –dijo.

El hombre de detrás del mostrador tenía la espátula en la mano. Miró a Walter de arriba abajo, con mucha atención, mientras la espátula temblaba entre aquellos dedos flacos.

Cuando Walter se cansó de estar allí esperando, dio media vuelta y se fue.

Haciendo tintinear el dinero dentro de la enorme palma, Walter caminaba como si aquello no hubiera tenido importancia. El tintineo se acabó cuando lo vio Bill.

–¿Qué ha pasado, Walt?

–El hombre me ha mirado y no me ha dicho nada.

Bill le hizo dar la vuelta.

–¡Vamos! ¡Conseguiremos esas salchichas o me tendrá que dar una explicación!

Walter se quedó quieto.

–No quiero problemas.

–De acuerdo. Maldita sea. Voy a buscarlas. Espérame aquí.

Bill corrió y se apoyó contra el oscuro mostrador.

Walter vio y oyó perfectamente lo que sucedió en los siguientes diez segundos.

El hombre sacó la cabeza para mirar con odio a Bill.

–Maldito negro. ¡Otra vez por aquí! –gritó.

Se produjo un silencio.

Bill se apoyó en el mostrador, esperando.

El hombre de las salchichas soltó una rápida carcajada.

–Vaya. ¡Hola, *Bill*! Con todo ese resplandor del agua, pareces... ¿Qué quieres?

Bill agarró del codo al hombre.

–¿A mí no me trata mal? Soy más oscuro que él. ¿Por qué me hace la pelota?

El dueño del puesto trataba de encontrar una respuesta.

–Bill, mira, ahí en el resplandor...

–¡Váyase al carajo!

Bill salió a la brillante luz, pálido debajo del bronceado, agarró por el codo a Walter y echó a andar.

–Vamos, Walt. No tengo hambre.

–Qué raro –dijo Walt–. Yo tampoco.

Pasaron las dos semanas. Llegó el otoño. Durante dos días hubo una fría niebla salina y Walter pensó que no volvería a ver a Bill. Caminaba por el paseo marítimo, solo. Todo estaba muy silencioso. No se oían bocinas. El frente de madera del último puesto de salchichas había sido cerrado y asegurado con clavos, y un viento fuerte y solitario corría por la playa glacial y gris.

El martes hubo un breve intervalo de sol y, por supuesto, allí estaba Bill, tumbado, solo en la playa vacía.

–Quería venir una última vez –dijo mientras Walt se sentaba a su lado–. Bueno, no te volveré a ver.

–¿Te vas a Chicago?

–Sí. Aquí ya no hace más sol, al menos el sol que me gusta. Mejor irse al este.

–Creo que sí –dijo Walter.

–Han sido dos buenas semanas –dijo Bill.

Walter asintió con la cabeza.

–Dos buenas semanas.

–Me he bronceado.

–Vaya si te has bronceado.

–Pero ahora se me está yendo el color –dijo Bill, con pesar–. Ojalá hubiera tenido tiempo para que fuera permanente. –Se miró la espalda por encima del hombro y la señaló doblando los codos, apretándola con los dedos–. Mira, Walt. Esta cosa se me está descamando, y pica. ¿Podrías sacarme un poco?

–Claro que sí –dijo Walter–. Date la vuelta.

Bill obedeció en silencio, y Walter alargó la mano y, con ojos brillantes, con suavidad, sacó un trozo de piel.

Trozo a trozo, escama a escama, tira a tira, peló la oscura piel de Bill: la musculosa espalda, los omóplatos, el cuello, la columna, sacando a la luz el puro blanco rosado que había debajo.

Cuando terminó, Bill parecía desnudo y solo y pequeño y Walter comprendió que le había hecho algo pero que Bill lo aceptaba con filosofía, sin preocuparse, y de repente Walter sintió que lo bañaba una potente luz, una luz salida de la suma del verano.

Había hecho a Bill algo natural, que estaba bien, algo ineludible e inevitable, como debía ser. Bill había esperado todo el verano y creía que tenía algo, pero ese algo no estaba allí todo el tiempo. Sólo había sido una impresión suya.

El viento se llevó los pellejos.

–Has estado aquí tendido todo julio y agosto para eso –dijo Walter. Soltó una escama–. Y allá va. Yo he esperado toda mi vida, y lo mío se va por el mismo sitio.

Con orgullo volvió la espalda hacia Bill y entonces, medio triste y medio alegre, pero en paz, dijo:

–¡Ahora, a ver si me puedes quitar un poco a mí!

La isla

1952

La noche de invierno pasaba por delante de las ventanas en retazos blancos. A veces la procesión era uniforme, a veces aleteaba y giraba. Pero la criba y la caída eran continuas, y no paraban nunca de llenar de silencio un profundo abismo.

La casa estaba cerrada con llaves y cerrojos en todas las costuras, ventanas, puertas y trampillas. En todas las habitaciones florecían tenues lámparas. La casa contenía el aliento, caliente y amodorrada. Los radiadores suspiraban. Un refrigerador zumbaba en voz baja. En la biblioteca, debajo de una lámpara verde lima, se movía una mano blanca, una pluma rasguñaba el papel, un rostro se inclinaba sobre la tinta que se secaba al falso aire de verano.

Arriba, en la cama, una anciana leía acostada. Al otro lado de la sala superior, su hija ordenaba ropa en una habitación con armario. Encima, en el ático, un hijo de unos treinta y cinco años tecleaba delicadamente en una máquina de escribir y añadía otra bola de papel a la pila que crecía sobre la alfombra.

Abajo, la ayudante de cocina terminó de lavar las copas, las colocó en estantes con nítidos sonidos de campana, se secó las manos, se arregló el pelo y alargó la mano hacia el interruptor.

Fue entonces cuando los cinco habitantes de la nevada casa nocturna oyeron el extraño ruido.

El ruido de una ventana que se rompe.

Fue como cuando se quiebra el hielo lunar de un estanque de medianoche.

La anciana se incorporó en la cama. La hija menor dejó de ordenar la ropa. Cuando iba a estrujar una página mecanografiada, el hijo se quedó inmóvil, con el papel encerrado en el puño.

En la biblioteca, la segunda hija contuvo la respiración y dejó que la tinta se secara en el centro del papel casi con un silbido audible.

La ayudante de cocina se quedó con los dedos sobre el interruptor.

Ni un sonido.

Silencio.

Y el susurro del viento frío que entraba por alguna ventana rota y distante y recorría las salas.

Cada una en su habitación, todas las cabezas miraron primero el más leve movimiento en la pelusa de la moqueta al pie de cada puerta, por donde respiraba el viento. Después clavaron la mirada en las cerraduras de latón.

Cada puerta tenía su propia fortificación, sus propios arreglos de cerrojos, cadenas, trancas y llaves. La madre, en aquellos años en los que con sus excentricidades los había puesto a girar como trompos hasta hacerles perder la razón, supervisaba las puertas como si cada una fuera una nueva y preciada naturaleza muerta.

En los años previos a la enfermedad que la había postrado bruscamente en la cama, manifestaba miedo en cada habitación que no pudiera convertirse en el acto en una fortaleza. Una casa llena de mujeres (Robert casi nunca bajaba de su nido de cuervo) necesitaba rápidas defensas contra las ciegas envididas, codicias y violaciones de un mundo de lujuria apenas menos febril en invierno.

Al menos ésa era su teoría.

–¡Nunca necesitaremos *tantas* cerraduras! –había protestado Alice unos años antes.

–Llegará el día –respondió la madre– en el que darás las gracias a Dios por una única y tangible cerradura Yale.

–Pero... lo único que tiene que hacer un ladrón –dijo Alice– es romper una ventana, quitar el cerrojo y...

–¡Romper una ventana! ¿Y *advertirnos*? ¡Tonterías!

–Qué sencillo sería si guardáramos el dinero en el banco.

–¡Otra tontería! ¡Aprendí en 1929 a no confiar el dinero contante y sonante! ¡Debajo de mi almohada hay una pistola y el dinero está debajo de la cama! ¡*Yo* soy el First National Bank de Oak Green Island!

–¡¿Un banco que vale cuarenta mil dólares?!

–¡Calla! ¿Por qué no te paras en el rellano y se lo cuentas a todos los pescadores? Además, los malvados no sólo vendrían a buscar dinero. ¡Te buscarían a ti, Madeline... y a mí!

–Madre, madre. Reconozcamos que somos unas viejas.

–Pero *mujeres*, no lo olvides nunca. ¿Dónde están las otras pistolas?

–Una en cada habitación, mamá.

Entonces se preparaba y se activaba la artillería casera, se abrían y cerraban las trampillas, estación tras estación, año tras año. Se instaló un circuito de intercomunicación telefónica, con baterías, entre la planta baja y las plantas superiores. Las hijas habían aceptado los teléfonos, sonriendo; al menos no tenían que gritar desde las escaleras.

–Al mismo tiempo –dijo Alice–, ¿por qué no cortar el teléfono exterior? Hace mucho tiempo que nadie nos llama a Madeline o a mí.

–¡Arranca el teléfono! –dijo Madeline–. ¡Cuesta un disparate cada mes! ¿Quién podría tener ganas de llamar aquí?

–Palurdas –decía Robert mientras iba hacia el ático–. Son todas unos palurdas.

Y ahora, en esa profunda noche de invierno, un único y solitario ruido. La rotura del cristal de una ventana, como quien rompe una fina copa de vino, como quien quebranta un largo y cálido sueño invernal.

Los cinco habitantes de aquella casa isla se transformaron en estatuas blancas.

Mirando por las ventanas de cada habitación, uno podría imaginarse galerías de un museo. Cada animal, embalsamado con terror, expuesto en un último instante de conciencia, de reconocimiento. Había una luz en cada ojo de cristal, como la que se encuentra –y nunca se olvida– en un claro, cuando un ciervo, asustado e inmóvil, vuelve despacio la cabeza para mirar el largo y frío cañón de un rifle de acero.

Cada uno de los cinco descubrió que tenía la atención puesta en las puertas.

Cada uno vio que un continente separaba su cama o su silla de esas puertas que esperaban, preparadas para que les pusieran el cerrojo. Una distancia intrascendente para el cuerpo. Pero una inmensidad psicológica para la mente. Mientras se lanzaban a cubrir la distancia corta y la distancia larga para poner los cerrojos y echar llave, ¿no podría alguna *cosa* en la sala recorrer de un salto un espacio similar y abrir un poco la puerta aún no asegurada?

Con explosiva rapidez, ese pensamiento pasó por la cabeza de todos.

Los paralizó. Los retuvo.

A continuación vino otro pensamiento, reconfortante.

No es nada, decía. El viento ha roto una ventana. ¡Sí, ha sido la caída de una rama! O una bola de nieve arrojada por un niño fascinado por el invierno, un niño silencioso en la noche, camino a ninguna parte…

Los cinco miembros de la casa se levantaron al unísono.

El viento hacía estremecer las salas. La palidez de los rostros de aquella familia se quebraba en copos que les caían en ojos acongojados. Cada uno se preparaba para agarrar su puerta, abrirla, mirar y exclamar: «Sí, ha sido la caída de una rama», cuando oyeron otro ruido.

Un traqueteo metálico.

Y entonces una ventana, en alguna parte, como el cruel filo de una guillotina gigantesca, empezó a subir.

Se deslizaba por las guías. Dejó una enorme boca abierta y por ella entró el invierno.

Todas las puertas de la casa golpeaban y se quejaban por los goznes.

La ráfaga apagó lámparas en todas las habitaciones.

–¡Nada de electricidad! –había dicho la madre, hacía años–. ¡Nada de regalos de la ciudad! ¡Autosuficiencia es nuestro lema! Ni dar ni recibir.

La voz de ella se perdió en el pasado.

En cuanto se apagaron las lámparas de aceite se encendió el miedo, y su llamarada fue más potente que la de los leños y los hogares, que los mortecinos carbones de cada habitación.

Alice sintió que le ardían las mejillas con una horrible luz. Con el terror que le llameaba en la frente podría haber leído libros.

Parecía que sólo se podía hacer una cosa.

¡Acometiendo en bloque, cada habitación una copia de la que estaba encima o debajo, cuatro personas se arrojaron hacia las puertas para tantear cerraduras, echar cerrojos, poner cadenas, dar vueltas de llave!

–¡Seguros! –gritaron–. ¡Encerrados y seguros!

Todos actuaron de esa manera menos una persona: la criada. Ella sólo vivía unas horas al día en aquella casa atroz, indemne ante los desaforados temores y pánicos de la madre. Con sentido práctico desarrollado durante años viviendo del otro lado del ancho foso de césped, seto y muro, sólo dudó un instante. Entonces hizo un gesto que podría haber sido salvador pero que resultó desesperado.

Abrió de par en par la puerta de la cocina y corrió al vestíbulo principal de la planta baja. Desde la lejana oscuridad llegó el viento que soplaba un dragón frío.

¡Los demás estarán fuera!, pensó.

Rápidamente, gritó sus nombres.

–¡Señorita Madeline, señorita Alice, señora Benton, señor Robert!

Después dio media vuelta y fue por el vestíbulo hacia la ventosa oscuridad de la ventana abierta.

–¡Señorita Madeline!

Madeline, clavada como Jesús a la puerta de la habitación de la ropa blanca, volvió a tantear las cerraduras.

–¡Señorita Alice!

En la biblioteca, donde sus pálidas letras brincaban en la oscuridad, como polillas borrachas, Alice se apartó de su propia puerta cerrada, buscó fósforos y encendió de nuevo las lámparas. La cabeza le latía como un corazón atascado empujándole hacia afuera los ojos, apretándole los labios, taponándole los oídos de manera que sólo oía un latido frenético en el hueco de la respiración.

–¡Señora Benton!

La anciana se retorcía en la cama, se pasaba las manos por la cara para remodelar la carne ablandada y darle la expresión de espanto que tanto necesitaba. Entonces sus dedos avanzaron hacia la puerta abierta.

–¡Tonta! ¡Qué tonta soy! ¡Que alguien me cierre con llave la puerta! ¡Alice, Robert, Madeline!

–¡Alice, Robert, Madeline!

Los ecos resonaban en los pasillos sin luz.

–¡Señor Robert!

La voz de la criada lo llamaba desde la planta baja, temblando.

Entonces, uno por uno, oyeron el grito de la criada. Un grito pequeño, consternado, acusador.

Después la nieve rozó con delicadeza el techo de la casa.

Todos se quedaron donde estaban, sabiendo lo que significaba aquel silencio. Esperaban un nuevo ruido.

Alguien, pisando despacio, con suavidad de pesadilla, como si fuera descalzo, recorría los pasillos. Sentían que el peso de la casa hacía que se apoyara aquí y luego allí y después más adelante.

Había dos teléfonos en el escritorio de una lejana biblioteca. Alice levantó uno y golpeó la horquilla mientras gritaba:

–¡Operadora! ¡Policía!

Pero entonces recordó: *Ahora nadie llamará a Madeline ni a mí. Dile a la Bell Company que se lleve el teléfono. No conocemos a nadie en la ciudad.*

Seamos prácticos, había dicho la madre. *Dejad ahí el teléfono por si decidiéramos volver a conectarnos.*

–¡Operadora!

Arrojó el instrumento contra la horquilla y lo miró pestañeando como si fuera una bestia obstinada a la que ella había pedido el truco más sencillo. Miró hacia la ventana. ¡Levántala, asoma la cabeza, *grita*! Pero los vecinos estaban encerrados, calientes y aparte y separados y perdidos, y el viento también chillaba, y la rodeaba el invierno, y la noche. Sería como gritar a los cementerios.

–¡Robert, Alice, Madeline, Robert, Alice, Madeline!

La madre, gritando, pura idiotez.

–¡Cerrad mi puerta! ¡Robert, Alice, Madeline!

Oigo, pensó Alice. Todos oímos. Y *él* también oirá.

Agarró el segundo teléfono y le dio tres golpes secos.

–¡Madeline, Alice, Robert!

La voz de ella corrió por los pasillos.

–¡Madre! –gritó Alice por teléfono–. ¡No grites, no le digas dónde estás, no le digas lo que aún no sabe!

Alice dio otro golpecito al aparato.

–¡Robert, Alice, Madeline!

–Atiende el teléfono, madre, por favor, atiende...

Clic.

–Hola, operadora. –La voz fuerte y chillona de la madre–. ¡Sálveme! ¡Las cerraduras!

–¡Madre, soy Alice! ¡Baja la voz para que él no te oiga!

–¡Dios mío! ¡Dios mío, Alice, la puerta! ¡No puedo salir de la cama! ¡Qué tontería, qué horrible, tantas cerraduras y no puedo llegar a ellas!

–¡Apaga la lámpara!

–¡Ayúdame, Alice!

–Te estoy ayudando. ¡Escucha! Busca tu arma. Apaga la luz. ¡Escóndete debajo de la cama! ¡*Haz* eso!

–¡Ay, Dios mío! ¡Alice, ven a cerrarme la puerta!

–¡Madre, escucha!

–¡Alice, Alice! –La voz de Madeline–. ¿Qué sucede? ¡Estoy asustada!

Otra voz.

–¡Alice!

–¡Robert!

Gritaban y chillaban.

–No –dijo Alice–. ¡Tranquilos, uno por vez! Antes de que sea tarde. *Todos.* ¿Me *oís*? Buscad las armas, abrid las puertas, salid al vestíbulo. Somos nosotros, *todos* nosotros, contra él. ¿¡De acuerdo!?

Robert sollozaba.

Madeline lloriqueaba.

–¡Alice, Madeline, niños, salvad a vuestra madre!

–¡Madre, cállate! –Alice se balanceaba y salmodiaba–. Abramos las puertas. *Todos.* ¡Es *posible*! ¡Ahora!

–¡Me atrapará! –gritó Madeline.

–No, no –dijo Robert–. ¡Es inútil, inútil!

–La puerta, mi puerta, abierta –gritó la madre.

–¡Escucha!

–¡Mi puerta! –dijo la madre–. ¡Ay, Dios mío! ¡Se está abriendo *ahora*!

Hubo un grito en los pasillos y el mismo grito en el teléfono.

Los demás miraron el teléfono que tenían en la mano donde sólo latía su corazón.

–¡Madre!

Arriba hubo un portazo.

El grito se interrumpió de repente.

–¡Madre!

Si no hubiera gritado, pensó Alice. Si no le hubiera mostrado a él el camino.

–¡Madeline, Robert! Las armas. ¡Contaré hasta cinco y saldremos *todos* corriendo! Uno, dos, tres...

Robert gimió.

–¡Robert!

Cayó al suelo con el teléfono en el puño. Su puerta seguía cerrada. Se le paró el corazón. El teléfono que tenía en la mano gritaba «¡Robert!». Él, tendido en el suelo, no se movía.

–¡Ahora está en mi puerta! –dijo Madeline en lo alto de la casa invernal.

–¡Dispara a través de la puerta! ¡Dispara!

–¡Él no se meterá *conmigo*, no se saldrá con la suya!

–¡Madeline, escucha! ¡Dispara a través de la puerta!

–¡Está tocando la cerradura, va a entrar!

–¡Madeline!

Un disparo.

Uno y sólo uno.

Alice estaba sola en la biblioteca, mirando el teléfono frío que tenía en la mano. Ahora reinaba un silencio total.

De repente vio al desconocido en la oscuridad, en el piso de arriba, delante de una puerta, en la sala, rasguñando con suavidad la madera, sonriendo.

¡El disparo!

El desconocido en la oscuridad que miraba hacia abajo. Y por debajo de la puerta cerrada, despacio, un hilo de sangre. Sangre que corría, muy brillante, formando un diminuto arroyo. Alice veía todo eso. Todo eso sabía mientras oía un oscuro movimiento en la sala superior, mientras alguien andaba de habitación en habitación, probando las puertas y encontrando silencio.

–Madeline –dijo al teléfono, aturdida–. ¡Robert! –Repitió los nombres en vano–. ¡Madre! –Cerró los ojos–. ¿Por qué no *escuchaste*? Si al principio *todos* hubiéramos... salido...

Silencio.

La nieve caía formando remolinos y cornucopias, y se apilaba en profuso silencio sobre el césped. Ahora ella estaba sola.

Caminó tropezando hasta la ventana, la abrió, la echó hacia arriba, destrabó la contraventana y la empujó hacia fuera. Después sacó una pierna y quedó a horcajadas, mitad en el mundo caliente y silencioso de la casa, mitad fuera en la noche nevada. Se quedó allí un lago rato, mirando la puerta cerrada de la biblioteca. La perilla de latón giró una vez.

Fascinada, ella se quedó mirando. La perilla se fijó en ella como un ojo brillante.

Ella casi tenía deseos de acercarse, quitar el cerrojo y, con una reverencia, hacer entrar la noche, la forma del terror, para conocer la cara de quien, con apenas unos golpes, había arrasado una isla fortaleza. Encontró el arma en la mano, la levantó, apuntó a la puerta, temblando.

La perilla de latón giró a la derecha, a la izquierda. Más allá soplaba una oscuridad dentro de otra oscuridad. A la derecha, a la izquierda. Con una sonrisa invisible allí arriba.

Con los ojos cerrados, ella disparó tres veces.

Al abrir los ojos vio que no había acertado. Una bala había dado en la pared, otra en la parte inferior de la puerta, la tercera en la parte superior. Miró un instante la mano de cobarde y arrojó el arma.

La perilla giraba hacia un lado, hacia el otro. Fue lo último que vio. La perilla que brillaba como un ojo.

Se inclinó hacia afuera y cayó en la nieve.

Al volver con la policía horas más adelante, vio las pisadas en la nieve, alejándose del silencio.

Ella y el sheriff y los demás policías se quedaron debajo de los árboles vacíos, mirando hacia la casa.

Parecía cálida y cómoda, otra vez muy iluminada, un mundo de resplandor y alegría en un paisaje desolado. La puerta principal estaba abierta de par en par ante la ventisca.

–Dios mío –dijo el sheriff–. ¡Debe de haber abierto la puerta y salido con naturalidad, sin importarle que lo vieran! ¡Dios mío, qué frescura!

Alice dio unos pasos. En los ojos le aletearon mil polillas blancas. Parpadeó y después clavó la mirada. Entonces, despacio, con suavidad, le empezó a palpitar la garganta.

Empezó una carcajada que terminó en apagado sollozo.

–¡Miren! –gritó–. ¡Ay, *miren*!

Los hombres miraron, y entonces vieron un segundo sendero de pisadas que salían limpiamente de las escaleras del porche y se internaban en la nieve blanca y suave como terciopelo. Separadas de manera uniforme, con cierta serenidad, esas huellas atravesaban el patio delantero, seguras y profundas, y se perdían en la noche fría y el pueblo nevado.

–Sus pisadas.

Alice se inclinó y alargó la mano. Las midió y después trató de cubrirlas con los dedos entumecidos. Lanzó un grito.

–Sus pasos. ¡Dios mío, qué hombrecito! ¿Ven el tamaño de los pies, lo ven? ¡Dios mío, qué *pequeño*!

Y mientras estaba allí agachada, apoyada en las manos y las rodillas, sollozando, el viento y el invierno y la noche le hicieron un dulce favor. Mientras miraba, la nieve cayó sobre y alrededor y dentro de las huellas, alisándolas y llenándolas y borrándolas hasta que por fin, ya sin rastros, sin memoria de su pequeñez, desaparecieron.

Entonces, sólo entonces, dejó de llorar.

Antes del amanecer

1950

Era el llanto tarde por la noche, quizá la histeria, y después los violentos sollozos, y cuando ya no quedaban más que suspiros, oía la voz el marido a través de la pared.

–Tranquila, tranquila –decía él–, tranquila, tranquila, tranquila.

Yo, acostado boca arriba en la cama, escuchaba y pensaba, y el calendario de la pared decía «agosto 2002». Y el hombre y la mujer, los dos jóvenes, de unos treinta años, lozanos, pelo rubio y ojos azules pero arrugas alrededor de la boca, se habían mudado a la pensión donde yo comía y trabajaba cuando no hacía de portero de la biblioteca del pueblo.

Todas y cada una de las noches ocurría lo mismo: del otro lado de la pared, el llanto de la mujer y el marido que la tranquilizaba con voz suave. Yo me esforzaba por oír qué era lo que provocaba aquello, pero no podía saberlo. No era nada que él dijera, de eso estaba seguro, ni algo que él hiciera. De hecho, estaba casi convencido de que todo empezaba de manera espontánea tarde por la noche, a eso de las dos. Para mí ella simplemente se despertaba y entonces se oía aquel primer grito de terror y después el llanto.

Me daba pena. Aunque soy viejo no me gusta oír llorar a una mujer.

Recuerdo la noche en la que llegaron aquí, hace un mes, una noche de agosto en este pueblo perdido de Illinois, todas las casas oscuras y todo el mundo en los porches lamiendo helados. Recuerdo andar por la cocina de noche y quedarme entre los viejos olores y oír pero no ver el perro bebiendo agua a lengüetazos de la cacerola debajo del horno, un sonido nocturno, como agua en una cueva. Seguí hasta la sala y en la oscuridad, con el rostro infernalmente rojo por el esfuerzo, el casero, señor Fiske, luchaba con el aparato de aire acondicionado, que caprichosamente se negaba a funcionar. Por último, en la noche calurosa, salió al porche con mosquitero: aquello, afirmaba el señor Fiske, estaba hecho sólo para los mosquitos, pero él igualmente fue a instalarse allí.

Yo salí al porche y me senté y desenvolví un cigarro para alejar mis propios y especiales mosquitos, y allí estaban la abuela Fiske y Alice Fiske y Henry Fiske y Joseph Fiske y Bill Fiske y otros seis huéspedes e inquilinos, todos comiendo palitos de chocolate.

Fue entonces cuando el hombre y la mujer, como si hubieran brotado de la hierba húmeda, aparecieron al pie de las escaleras, mirándonos como si fueran espectadores de un circo nocturno de verano. No tenían equipaje. Yo siempre recordaba eso. No tenían equipaje. Y daba la impresión de que la ropa no les quedaba bien.

–¿Hay sitio para comer y dormir? –dijo el hombre con voz titubeante.

Todo el mundo se sobresaltó. Quizá yo fui el primero que los vio; después la señora Fiske sonrió, se levantó del sillón de mimbre y se acercó a ellos.

–Sí, tenemos habitaciones.

–¿Cuánto cuestan? –preguntó el hombre en la achicharrante oscuridad.

–Veinte dólares por día con la comida.

La pareja se miraba y daba la impresión de no entender.

–Veinte dólares –dijo la abuela.

–Nos mudaremos aquí –dijo el hombre.

–¿No quieren mirar primero? –preguntó la señora Fiske.

Subieron las escaleras mirando hacia atrás como si alguien los siguiera.

Ésa fue la primera noche de llanto.

El desayuno se servía todas las mañanas a las siete y media, grandes pilas de creps, enormes jarras de jarabe, islas de mantequilla, tostadas, muchas cafeteras y cereales si uno quería. Yo estaba comiendo cereales cuando la nueva pareja bajó despacio por la escalera. No entraron de inmediato en el comedor, pero tuve la sensación de que miraban todo. Como la señora Fiske estaba ocupada, fui a buscarlos, y allí estaban, el hombre y la mujer, mirando por la ventana, mirando sin cesar la hierba verde y los grandes olmos y el cielo azul. Casi como si nunca los hubieran visto.

–Buenos días –dije.

Pasaban los dedos por los antimacasares o entre los abalorios de la cortina que había en la puerta del comedor. Una vez creí ver que ambos sonreían abiertamente ante algo secreto. Les pregunté el nombre. Al principio quedaron perplejos, pero luego dijeron:

–Smith.

Los presenté a todos los que estaban desayunando y se sentaron y miraron lo que tenían en el plato y por fin empezaron a comer.

Hablaban muy poco y sólo cuando alguien les dirigía la palabra, y tuve la oportunidad de apreciar la belleza de sus rostros, porque tenían una fina y elegante estructura ósea en la barbilla y las mejillas y la frente, nariz recta y ojos claros, pero siempre aquel cansancio alrededor de la boca.

En pleno desayuno ocurrió algo que para mí merece una especial atención.

El mecánico, el señor Britz, dijo:

–Veo por el periódico que el presidente ha salido también hoy a recaudar fondos.

El forastero, el señor Smith, soltó un bufido de rabia.

–¡Qué hombre tan terrible! Siempre he detestado a Westercott.

Todos lo miramos. Yo dejé de comer.

La señora Smith miró al marido con mala cara. Él tosió discretamente y siguió comiendo.

El señor Britz arrugó por un momento el ceño y entonces todos terminamos de desayunar, pero ahora recuerdo. Lo que dijo el señor Smith fue:

–¡Qué hombre tan terrible! Siempre he detestado a Westercott.

Nunca lo olvidé.

Esa noche ella lloró de nuevo, como si estuviera perdida en un bosque, y me quedé despierto una hora, pensando.

De repente había tantas cosas que quería preguntarles. Sin embargo era casi imposible verlos, porque se quedaban casi todo el tiempo encerrados en la habitación.

Pero el día siguiente era sábado. Los sorprendí por un momento en el jardín mirando las rosas, sólo mirando, sin tocarlas, y dije:

–¡Qué magnífico día!

–¡Un día maravilloso de verdad! –exclamaron los dos, casi al unísono, y luego soltaron una nerviosa carcajada.

–Bueno, no puede ser *tan* bueno.

Sonreí.

–No sabe lo bueno que es, no sabe lo maravilloso que es… No se lo imagina –dijo ella, y de repente le asomaron lágrimas en los ojos.

Yo me sentía desconcertado.

–Lo siento –dije–. ¿Está usted bien?

–Sí, sí. –La mujer se sonó la nariz y se alejó unos pasos para recoger unas flores.

Yo me quedé mirando el manzano cargado de frutos rojos y finalmente tuve el valor de averiguar algunas cosas.

–¿Puedo preguntarle de dónde vienen, señor Smith?

–De Estados Unidos –dijo el hombre hablando despacio, como si tuviera que reconstruir las palabras.

–Ah, yo tenía la impresión de que...

–¿De que veníamos de otro país?

–Sí.

–Somos de Estados Unidos.

–¿A qué se dedica, señor Smith?

–Pienso.

–Entiendo –dije, porque ninguna de las respuestas era satisfactoria–. A propósito, ¿cuál es el nombre de pila de Westercott?

–Lionel –dijo el señor Smith, y después me clavó la mirada. Se puso pálido. Parecía alarmado–. Por favor –exclamó sin levantar la voz–, ¿por qué me hace estas preguntas?

Sin darme tiempo a pedir disculpas, se apresuraron a entrar en la casa. Desde la ventana de la escalera me miraron como si yo fuera el espía del mundo. Me sentí avergonzado, un canalla.

El domingo por la mañana ayudé a limpiar la casa. Golpeé la puerta de los Smith y no obtuve respuesta. Al escuchar, oí por primera vez el tictac, los pequeños chasquidos y murmullos de numerosos relojes funcionando suavemente en la habitación. Yo estaba extasiado. ¡Tic-tic-tic-tic-tic! Dos, no, *tres* relojes. Cuando abrí la puerta para sacar el cesto de los papeles vi los relojes dispuestos sobre la cómoda, en el alféizar, en la mesita de noche, relojes pequeños y grandes, todos marcando esa hora del final de la mañana, crepitando como una habitación llena de insectos.

«*Tantos* relojes. ¿Para qué?», me pregunté. El señor Smith había dicho que era un *pensador*.

Llevé el cesto de los papeles al incinerador. Dentro del cesto, mientras lo vaciaba, encontré uno de los pañuelos de la mujer. Lo acaricié un momento, oliendo la fragancia floral. Después lo tiré al fuego.

No ardía.

Lo empujé metiéndolo más entre las llamas.

Pero el pañuelo no ardía.

En mi habitación saqué el encendedor y lo acerqué al pañuelo. No se le prendió fuego, y tampoco podía romperlo.

Entonces me puse a pensar en la ropa que usaban. Entendí por qué me había parecido rara. El corte era normal para hombres y mujeres en esa estación, pero en sus chaquetas y camisas y vestidos y zapatos ¡no había una sola bendita costura!

Esa tarde salieron a caminar por el jardín. Desde mi ventana los vi allí juntos, de la mano, hablando apasionadamente.

Fue entonces cuando sucedió aquella cosa aterradora.

Un rugido llenó el cielo. La mujer miró hacia arriba, gritó, se llevó las manos a la cara y se desplomó. El rostro del hombre palideció; miraba a ciegas hacia el sol, y se arrodilló llamando a su mujer, pidiéndole que se levantara, pero ella seguía allí histéricamente tendida en el suelo.

Cuando logré llegar abajo para ofrecer mi ayuda, habían desaparecido. Era evidente que habían dado la vuelta por un lado de la casa mientras yo iba por el otro. El cielo estaba vacío, y el rugido no era tan fuerte.

¿Por qué, pensé, el simple ruido de un avión oculto en el cielo podía causar tanto terror?

El avión volvió un minuto más tarde y decía en las alas: ¡EXPOSICIÓN RURAL! ¡ACUDA! ¡CARRERAS! ¡DIVERSIÓN!

No es para asustarse, pensé.

Pasé por delante de su habitación a las nueve y media y la puerta estaba abierta. En las paredes vi tres calendarios en fila con la fecha del 18 de agosto de 2035 rodeada con un destacado círculo.

–Buenas noches –dije en tono agradable–. Veo que tienen ahí muchos calendarios interesantes. Sin duda son muy útiles.

–Sí –dijeron.

Fui a mi habitación y me quedé un rato en la oscuridad antes de encender la luz, preguntándome por qué necesitaban tres calendarios, todos del año 2035. La situación era loca, pero ellos no. Todo lo relacionado con ellos era loco, pero no ellos mismos. Eran personas limpias, racionales, de rostros bellos, pero empezó a darme vueltas en la cabeza aquello de los calendarios, los relojes, los relojes de pulsera que llevaban, al menos por valor de mil dólares cada uno si no me equivoco, y ellos mismos, consultando constantemente la hora. Pensé en el pañuelo que no ardía y en la ropa sin costuras, y la frase: «Siempre he detestado a Westercott».

Siempre he detestado a Westercott.

Lionel Westercott. No habría dos personas en el mundo con un nombre tan poco corriente. Lionel Westercott. Lo repetí para mis adentros en la noche de verano. Era una noche cálida, con polillas que bailaban suavemente, rozando el cristal de mi ventana con toques de terciopelo. Dormí de manera irregular, pensando en mi cómodo trabajo, en este pequeño y magnífico pueblo, tan pacífico, con gente tan feliz, y esas dos personas en la habitación de al lado, al parecer la única gente en el pueblo, en el mundo, que no era feliz. Me obsesionaban aquellas bocas. Y a veces los ojos cansados, demasiado cansados para gente tan joven.

Debí de haberme dormido un rato, porque a las dos, como siempre, me despertó el llanto de la mujer, pero esta vez le oí decir en voz alta:

–¿Dónde estamos, dónde estamos, cómo llegamos aquí, dónde estamos?

Y la voz del hombre:

–Silencio, silencio, por favor –calmándola.

–¿Estamos seguros, estamos seguros, estamos seguros?

–Sí, sí, querida, sí.

Y entonces el llanto.

Quizá podría haber pensado muchas cosas. La mayoría de las mentes se inclinarían por el asesinato, fugitivos de la justicia. Mi mente no fue en esa dirección. Me quedé acostado en la oscuridad, escuchando el llanto de ella, que me partía el alma, me circulaba por las venas y la cabeza; su tristeza y su soledad me conmovían tanto que me levanté, me vestí y salí de la casa. Caminé por la calle y sin darme cuenta me encontré en la colina sobre el lago y allí estaba la biblioteca, oscura e inmensa, y en la mano tenía mi llave de portero. Sin pensar por qué, entré en aquel lugar silencioso y grande a las dos de la mañana y deambulé por las habitaciones vacías y por los pasillos, encendiendo algunas luces. Entonces saqué un par de libros voluminosos y me puse a recorrer con el dedo algunos párrafos y líneas, página tras página, durante cosa de una hora en aquel momento oscuro y temprano. Acerqué una silla y me senté. Llevé más libros. Me puse a buscar. Me cansé. Pero entonces, por fin, mi mano se detuvo sobre un nombre: «William Westercott, político, New York City. Casado con Aimee Ralph en enero de 1998. Un hijo, Lionel, nacido en febrero de 2000».

Cerré el libro, salí de la biblioteca y, con frío, regresé a casa en aquella mañana de verano, bajo el cielo negro poblado de estrellas brillantes.

Me detuve un momento delante de la casa dormida, con el porche vacío y las cortinas de cada habitación agitadas por el cálido viento de agosto; tenía el cigarro en la mano pero no lo encendí. Escuché, y allá arriba, como el grito de un ave nocturna, estaba el sonido de la mujer solitaria, llorando. Había tenido otra pesadilla y, pensé, las pesadillas son memoria, se basan en cosas recordadas, cosas recordadas de manera vívida y horrible y con demasiados detalles, y ella acababa de tener otra de sus pesadillas y estaba asustada.

Miré el pueblo que me rodeaba, las casas pequeñas, las casas con gente dentro, y el campo más allá de las casas, diez mil kilómetros de prados y granjas y ríos y lagos, carreteras y colinas y montañas y ciudades de todos los tamaños durmiendo en las horas previas al amanecer, todo tan en silencio, y las farolas que ya se apagaban porque en esa hora nocturna no hacían falta. Y pensé en toda la gente de todo el país y en el porvenir, y en todos nosotros con buenos trabajos y viviendo una época feliz.

Después subí, pasé por delante de su puerta y me metí en la cama y escuché y allí, detrás de la pared, la mujer, llorando casi en silencio, repetía una y otra vez:

–Tengo miedo, tengo miedo, tengo miedo.

Acostado, yo estaba tan frío como un viejo pedazo de hielo colocado entre las mantas, y temblaba; aunque no sabía nada, lo sabía todo, porque ahora no desconocía de dónde venían aquellos viajeros y cuáles eran las pesadillas de la mujer y de qué tenía miedo y de qué huían.

Lo entendí un instante antes de dormirme, con el débil llanto de ella en mis oídos. Lionel Westercott, pensé, tendrá edad suficiente para ser presidente de Estados Unidos en el año 2035.

De algún modo, no quería que por la mañana saliera el sol.

Al jefe, salud

2003-2004

–¿Me lo puede repetir?

Silencio.

–¿Le importaría repetírmelo?

Silencio y un murmullo que aumentaba y disminuía en el teléfono.

–Está mal la línea. ¡No puedo creer lo que oigo! Dígamelo de nuevo.

El funcionario del gobierno se estaba levantando lentamente de la silla con el teléfono pegado a la oreja. Miraba por la ventana, después al techo y las paredes. Despacio, se sentó de nuevo.

–Repítamelo.

En el teléfono se oían ruidos.

–¿Senador Hamfritt, dice usted? Un momento. En seguida le devolveré la llamada.

El funcionario colgó, giró en la silla y miró por encima del césped hacia la Casa Blanca.

Después alargó la mano y tocó el botón del intercomunicador.

Cuando apareció su secretaria en la puerta, dijo:

–Siéntese, tiene que oír esto.

Levantó el teléfono, marcó un número y conectó el manos libres.

Al oírse una voz, dijo:

–Habla Elliot. ¿Llamó usted hace unos minutos? Sí. Repítame los detalles. ¿Senador Hamfritt, dice usted? ¿Un casino indio? ¿En Dakota del Norte? Sí. ¿Cuántos senadores? ¿Trece? ¿Estaban ahí anoche? ¿Está seguro de los hechos? ¿No estaba borracho? ¿*Estaba* borracho? Bueno, es tarde pero llamaré al presidente.

El funcionario dejó el teléfono y se volvió despacio hacia la secretaria.

–¿Conoce a ese idiota de Hamfritt?

Ella asintió.

–¿Sabe lo que ha hecho ese imbécil?

–Me muero por saberlo.

–Fue hace unas horas a una reserva india en Dakota del Norte con doce senadores. Dijo que andaba investigando unos asuntos en ese territorio.

La secretaria esperó.

–Entonces se puso a jugar a la ruleta con el jefe de la tribu más grande, el Jefe Nube de Hierro. Se jugaron la ciudad de Nueva York y perdieron.

La secretaria se inclinó hacia adelante.

–Después empezaron a apostar los estados... ¡y perdieron! A las dos de la mañana, bebiendo con el jefe indio, lograron perder los Estados Unidos de América completos.

–Mierda –dijo la secretaria.

–Me parece que me voy a pegar un tiro, pero antes ¿quién llamará a la Casa Blanca y le contará esto al presidente?

–Yo no –dijo la secretaria.

El presidente de Estados Unidos atravesó corriendo el asfalto del aeropuerto.

–¡Señor presidente! –exclamó un ayudante militar–. ¡No está usted vestido!

El presidente se miró el pijama debajo del abrigo.

–Me cambiaré en el avión. ¿Adónde demonios vamos?

El ayudante se volvió hacia el piloto.

–¿Adónde demonios vamos?

El piloto echó una ojeada a la ruta de vuelo y dijo:

–Al Pocahontas Big Red Casino, Ojibway, Dakota del Norte.

–¿Dónde demonios queda eso?

–En la frontera canadiense –dijo el ayudante–. Es un lugar seguro. Allí sólo votan los caribús. El año pasado arrasaron.

–¿El aeropuerto es suficientemente grande para el Air Force One? –dijo el presidente.

–Apenas.

–¿Qué hora es?

–Las tres de la mañana.

–Dios mío, las cosas que hacemos para gobernar un país –dijo el presidente.

A bordo, el presidente se sentó mientras servían bebidas.

–Quiero los detalles –dijo.

–Bueno, ésta es la situación, señor presidente. Hubo una reunión de senadores demócratas en Dakota del Norte. Trece de ellos fueron al Pocahontas Big Red Casino a pasar una noche de diversión.

–Me los imagino –dijo el presidente de Estados Unidos.

–Bueno, una cosa llevó a otra y terminaron entregando el país entero.

–¿En una sola jugada?

–No, por lo que he oído, un estado cada vez.

–Dios mío.

–Para ser precisos, señor, primero perdieron la ciudad de Nueva York, pero el primer estado que entregaron fue Florida.

–No me extraña nada.

–Después, la mayoría de los estados sureños. Algo relacionado con la Guerra de Secesión.

–¿Cómo?

–No lo sé. Aún es un poco confuso. Pero la Guerra de Secesión nunca se ha olvidado del todo, y sería muy típico de demócratas sureños devolver eso a los pieles rojas.

–¿Y después qué pasó?

–Bueno, estado por estado, terminando por Arizona, América la Hermosa, de un brillante océano al otro, tras una última apuesta, pasó a manos de Nube de Hierro.

–¿El jefe indio?

–Sí. Es quien dirige el casino.

El presidente se quedó pensativo y dijo:

–Si ellos beben yo también puedo hacerlo. Que me llenen otra vez la copa.

El presidente de Estados Unidos irrumpió en el Pocahontas Big Red Casino lanzando miradas desafiantes.

–¿Dónde está la habitación llena de humo?

El ayudante señaló con el dedo.

–¿Y dónde están esos senadores estúpidos, podridos, imbéciles?

–Por supuesto, en aquella habitación.

El presidente abrió de golpe la puerta para asustar a los trece senadores, que miraron hacia el suelo.

–¡Siéntense! –gritó el presidente–. ¡No, quédense de pie mientras les pego! A ver. ¿Están todos sobrios?

Los senadores asintieron.

–¡Entonces necesitamos un trago!

Smith, el ayudante, salió corriendo de la habitación. Unos instantes más tarde apareció alguien con una botella de vodka.

–De acuerdo, bebamos y resolvamos este lío.

Los miró con el ceño fruncido y agregó:

–Dios mío, al lado de ustedes los Rolling Stones se parecen a la Última Cena.

Hubo un largo silencio.

–¿Quién es el responsable? ¿El senador Hamfat?

–Hamfritt –murmuró uno de los senadores.

–Hamfritt. Un momento. Smith, ¿los medios de comunicación están enterados?

–Aún no, señor.

–Dios mío, si se enteraran las cadenas de televisión, estaríamos perdidos.

–Hace una hora llamaron de la CNN para preguntar qué pasaba...

–Mande alguien a que les pegue un tiro.

–No podemos hacer eso, señor presidente.

–Inténtelo.

El presidente se volvió hacia los trece senadores.

–Muy bien, ahora quiero oír cómo consiguieron regalar nuestras purpúreas majestades montañosas y nuestras ubérrimas llanuras.

–No fue algo inmediato, el todo por el todo –dijo un senador–. Fue algo paulatino.

–¡Paulatino! –exclamó el presidente.

–Empezamos despacio y fuimos aumentando la velocidad. Primero jugamos al póquer, pero nos entusiasmamos y pasamos al black-jack y después nos pareció mejor la ruleta.

–Claro, la ruleta. Para perder todo rápido.

–Rápido –dijeron los senadores, asintiendo con la cabeza.

–Pero ya se sabe que cuando uno pierde dobla la apuesta. Así que nosotros la doblamos y ofrecimos a los indios Carolina del Norte y Carolina del Sur y también las perdimos. ¡Después bebimos un poco más y nos excitamos y les ofrecimos Dakota del Norte y Dakota del Sur, y perdimos!

–Continúe –dijo el presidente.

–Después apostamos California.

–¿Ésa fue una apuesta *doble*?

–Sí, señor, California es en realidad cuatro estados: norte y sur, Hollywood y Los Ángeles.

–Ah –dijo el presidente.

–El hecho es que en unas horas perdimos casi todo y alguien pensó que quizá habría que llamar a Washington, DC.

–Me alegro de que se les haya ocurrido eso –dijo el presidente–. Smith, ¿esta chapuza implica obligatoriedad jurídica?

–Sólo si se piensa en la reacción de Francia, Alemania, Rusia, Japón y China, señor presidente.

–Muy bien. ¿Hay algún abogado en este maldito casino?

–Claro que sí –dijo el ayudante–. Doscientos allá arriba, jugando al póquer. ¿Quiere que traiga uno?

–¿¡Está usted loco!? –dijo el presidente–. En unas horas estaríamos hundidos hasta el cuello.

El presidente se quedó sentado un largo rato, los ojos cerrados, abrazando las rodillas, los nudillos blancos, como si estuviera corriendo a ciegas hacia una montaña.

Se humedeció los labios una docena de veces, pero sólo cuando apretaba las rodillas le salía por la boca el vapor, entre silbidos y resoplidos.

–Entre todos los estúpidos, tarados, imbéciles, subnormales, dementes...

–Sí, señor.

–Entre todos los cretinos, ciegos...

El presidente se interrumpió.

–Idiotas, deficientes –sugirió alguien.

–¡Beodos, memos cabrones!

Todo el mundo asintió.

–¡Maníacos, lunáticos, mentecatos, gilipollas! ¡Dios Todopoderoso, santo cielo!

El presidente abrió los ojos.

–¿Se dan cuenta de que, en comparación con ustedes, las Naciones Unidas parecerán una reunión de ángeles? ¡Un congreso de Einsteins! ¡Un teatro lleno de Padres, Hijos y Espíritus Santos!

Silencio.

–Señor presidente, tiene la cara muy roja.

–Creía –dijo el presidente– que era morada. ¿Hay algo en la Constitución que permita al presidente pegar, matar, masacrar, ahorcar, electrocutar o descuartizar a esos senadores memos?

–Nada en la Constitución, señor presidente.

–En la próxima sesión del Congreso lo pondremos.

Al fin paró y aflojó los puños. Se miró las manos vacías para ver si había allí alguna respuesta. Le cayeron lágrimas de las pestañas.

–¿Qué vamos a hacer? –gimoteó–. ¿Qué vamos a hacer?

–Señor presidente.

El presidente levantó la mirada.

Delante tenía un caballero indio americano con un sombrero alto. Era un hombre de muy baja estatura y parecía un piel roja.

El caballero indio dijo:

–¿Me permite una sugerencia, señor? El jefe del consejo iroqués waukesha chippewa y dueño de este casino y ahora propietario de Estados Unidos de América quiere saber si usted desearía pedir una audiencia con él.

El presidente de Estados Unidos trató de levantarse.

–No se levante.

El hombre de baja estatura con el alto sombrero negro se volvió y abrió una puerta, por la que entró una enorme y solemne sombra con mirada de acero.

Aquel hombre se deslizaba sobre mullidos pies de lince, una sombra alta dentro de otra sombra. Medía casi dos metros diez, y la mirada de aquel rostro sereno era la mirada de la Eternidad; la mirada de presidentes muertos y de valientes indios muertos ahora renacidos en el rostro insondable de esa nueva visita.

Alguien, quizá el pequeño explorador con aspecto de piel roja, parecía estar canturreando entre dientes una melodía ceremonial, algo acerca de un jefe, algo acerca de la salud.

Un vozarrón de sordas tormentas habló en las alturas por boca del dueño de muchos casinos.

Abajo, el pequeño sirviente de aspecto piel roja tradujo.

–Pregunta cuál parece ser el problema.

Al oír eso hubo entre los senadores un impulso de lanzarse hacia la salida, pero algo los paralizó: el sonido de las venas a punto de estallar en la frente del presidente de Estados Unidos.

El presidente se masajeó la cabeza para calmar las furiosas venas y dijo con voz entrecortada:

–Usted nos ha robado el país.

La voz habló allí arriba y fue traducida abajo.

–Sólo un estado por vez.

Desde las grandes alturas cayó un murmullo sobre el pequeño indio, que asintió varias veces.

–Propone –dijo el pequeño indio– un último juego. El jefe, con espíritu deportivo, está dispuesto a apostar y quizá perder el país.

Un temblor, como un fuerte terremoto, sacudió a los senadores. Les vibró una sonrisa en los labios. El presidente sintió la necesidad de desmayarse pero no lo hizo.

–¿Un último juego? –dijo con un gemido–. ¿Y si perdemos de nuevo? ¿Qué nos queda para ofrecer?

El pequeño indio habló hacia lo alto de aquella empinada carne de secoya y se oyó una respuesta.

–Nos dan Francia y Alemania.

–¡No podríamos hacerlo! –exclamó el presidente.

–¿Ah, no? –dijo la potente voz de tormenta.

El presidente encogió dos tallas dentro del traje.

–Además...

La sombra se movió allí arriba como el invierno.

–¿Además? –dijo con voz de pito el de repente ex presidente de Estados Unidos.

–Las reglas –recitó abajo el pequeño intérprete–. Si ustedes pierden, nos quedamos con Estados Unidos y ustedes pueden construir casinos en los cincuenta estados, además de escuelas primarias, institutos y universidades en todos los territorios indios. ¿De acuerdo?

El presidente de Estados Unidos dijo que sí con la cabeza.

–Y si ustedes ganan –prosiguió el hombrecito–, recuperan Estados Unidos, pero tienen que suceder las mismas cosas: construirán escuelas y casinos en todos los territorios, aunque hayan ganado.

–¡Increíble! –exclamó el presidente–. ¡No pueden aplicar las mismas reglas tanto si ganan como si pierden!

Las sombras susurraron.

–Así es la vida.

El presidente tragó saliva.

–Comencemos –dijo al fin.

Los enormes dedos de pala mecánica del dueño de todos los Big Red Casinos de los cincuenta estados se movieron en el aire. Aprisionaban una baraja.

–Reparte –retumbó una voz en las alturas.

El presidente sintió que se le paralizaban las extremidades.

–Black-jack –susurró el pequeño ayudante indio–. Dos cartas cada uno.

Al fin, despacio, el presidente de Estados Unidos puso las cartas sobre la mesa, boca abajo.

Arriba atronó una voz.

El hombrecito dijo:

–Usted primero.

El presidente recogió las cartas y en su cara se dibujó una ancha sonrisa. Trató en vano de controlarla, pero no pudo.

Miró al enorme jefe indio y dijo:

–Ahora las suyas.

Se oyó un trueno.

El intérprete dijo:

–Primero veamos su mano.

El presidente de Estados Unidos dio la vuelta a las cartas. Sumaban diecinueve.

–Ahora usted –dijo en voz baja.

Otro trueno, y el pequeño indio dijo:

–Gana usted.

–¿Cómo lo sabe –dijo el presidente– si no da la vuelta a las cartas? Quizá tiene veinte o veintiuno.

El tiempo cambió en lo alto de la habitación y el pequeño indio dijo:

–Gana usted. El país es suyo. Pero una última cosa.

Entregó un papel al presidente.

En el papel se leía: *Veintiséis dólares con noventa centavos.*

–Ésa –dijo el pequeño indio– es la misma cantidad de dinero que se pagó por Manhattan hace muchas lunas.

El presidente sacó la cartera.

En las alturas retumbó una voz.

–Dice que sólo billetes pequeños –explicó el intérprete.

El presidente entregó el dinero y la enorme mano de secoya se acercó para recibirlo.

A poca distancia del techo volvió a rugir la voz.

–¿Y ahora qué? –preguntó el presidente.

El intérprete tradujo.

–Dice que espera que ustedes construyan muchos barcos y que irá al puerto a despedirlos cuando partan para volver al sitio de donde vinieron.

–¿De veras ha dicho eso?

El presidente de Estados Unidos miró las cartas todavía intactas sobre la mesa.

–¿No las voy a ver para asegurarme de que no lo he estafado?

El pequeño indio dijo que no con la cabeza.

El presidente fue hasta la puerta, se volvió y dijo:

–¿Qué es eso de partir en barcos? Yo no voy a ninguna parte.

Allá arriba susurró una voz.

–¿Ah, no?

Y el presidente de Estados Unidos se escabulló al frente de sus senadores.

Actuaremos con naturalidad

1948-1949

Eran más o menos las siete de la tarde. Susan no paraba de mirar por la ventana del porche colina abajo, hacia las vías del ferrocarril, los trenes que llegaban, el humo que subía. Las luces rojas y verdes se reflejaban en sus ojos marrones muy abiertos. En la oscuridad, su mano rolliza era una oscuridad aún más oscura. No dejaba de llevarse la mano a la boca y de mirar el reloj.

–Me parece que ese viejo reloj adelanta –dijo–. Es un cacharro loco.

–No, el reloj no está loco –dijo Linda, en el rincón, con una pila de discos en las manos negras, buscando algo. Sacó uno, lo miró, lo puso en la Grafonola y dio cuerda a la máquina–. ¿Por qué no te sientas, mamá, y dejas de preocuparte?

–Aún no me duelen los pies –dijo Susan–. No soy tan vieja.

–Viene, claro que viene, eso es todo. Y si no viene, no viene –dijo Linda–. No puedes empujar ese tren para que llegue más rápido ni hacerle señas. ¿A qué hora dijo que venía?

–Dijo que el tren llegaba a las siete y cuarto y que paraba aquí media hora, camino a Nueva York, y dijo que tomaría un taxi hasta aquí, que no fuera a buscarlo a la estación.

–Porque le da vergüenza –dijo Linda con desdén.

–¡Cállate, o vete a casa! –le dijo Susan a su hija–. Es un buen hombre. Trabajé para su familia cuando no era más grande que esta mano. Lo llevaba al pueblo a hombros. ¡No se avergüenza!

–Eso fue hace mucho tiempo, quice años; ahora es *grande.*

–¿Acaso no me mandó su libro? –exclamó Susan indignada. Alargó la mano hasta la silla gastada y levantó el libro y lo abrió y leyó la dedicatoria en la portada. «A mi querida mami Susan, con todo mi amor, de Richard Borden.» –Susan cerró el libro–. ¡Ya ves!

–Eso no significa nada, son sólo palabras, cualquiera puede escribir así.

–Oíste lo que dije.

–Ahora que gana cien mil dólares al año, ¿por qué habría de molestarse en venir aquí a verte?

–Porque recuerda a su madre y a su padre y a su abuela y a su abuelo, porque yo trabajé para todos ellos treinta años, por eso mismo, y como es escritor quizá le gustaría verme y hablar de esas cosas.

–No lo sé. –Linda movió negativamente la cabeza–. No me preguntes.

–Viene en ese tren de las siete y cuarto, ya verás.

La Grafonola empezó a tocar *Pretty Baby* por el Knickerbocker Quartette.

–Apaga eso –dijo Susan.

–No molesto a nadie.

–Es que no oigo.

–No necesitas los oídos porque tienes los ojos para verlo llegar.

Susan atravesó la habitación y apagó el aparato. Las voces callaron. El silencio fue brusco y pesado.

–Ahora –dijo Susan mirando a su hija– puedo pensar.

–¿Qué harás cuando venga? –preguntó Linda, levantando la mirada, con ojos blancos y pícaros.

–¿A qué te refieres? –Susan era cautelosa.

–¿Lo vas a besar, lo vas a abrazar?

–No lo sé, no pienso en esas cosas.

Linda soltó una carcajada.

–Tendrías que empezar a pensar. Ahora es un chico grande. Ni siquiera es un chico. Quizá no le guste que lo abracen o lo besen.

–Haré lo que corresponda cuando llegue el momento –respondió Susan, dando media vuelta. Se le frunció un poco el ceño. Tenía ganas de dar una bofetada a Linda–. Deja de meterme ideas en la cabeza. Actuaremos con naturalidad, como siempre.

–Apuesto a que te da la mano y se sienta en el borde de la silla.

–No hará eso. Era siempre muy alegre.

–Apuesto a que, en persona, no te llama mami. Apuesto a que te llama señora Jones.

–Solía llamarme tía Jemima, decía que era igualita a ella, y siempre quería que le hiciera crepes. Era el niño más guapo que puedas imaginar.

–Ahora, por las fotos que he visto, no está mal.

Susan cerró los ojos un largo rato y se quedó callada. Entonces dijo:

–Tendrías que lavarte la boca con lejía. –Tocó las cortinas de la ventana y estudió el paisaje, buscando humo en el horizonte. De repente lanzó un grito–. ¡Allí está! ¡Allí viene! ¡Lo sabía, lo sabía! –Miró desorbitada el reloj–. ¡Justo en hora! ¡Ven a ver!

–No es la primera vez que veo un tren.

–¡Allí viene, mira ese humo!

–He visto suficiente humo para el resto de mi vida.

El tren entró rugiendo en la estación, allá abajo, y se detuvo con estruendo, entre campanadas.

–No tardará mucho –dijo Susan, sonriendo, mostrando un diente de oro.

–No te quedes sin respirar.

–Me siento bien, di todo lo que quieras. ¡Yo me siento bien!

Ahora el tren estaba quieto y la gente bajaba.

Susan la veía, muy pequeña, al pie de la colina, en la estación de hormigón, arremolinada y yendo de un lado a otro. Pensó en él y en el aspecto que tendría ahora y en cómo había sido antes. Recordaba la vez en la que había vuelto de la escuela, cuando tenía siete años, y no había podido despedirse de ella. Ella vivía en las afueras del pueblo. Todas las tardes ella tomaba un tranvía a las cuatro. Y él no había llegado a tiempo para acompañarla hasta el tranvía. Llorando, había corrido tras ella. Y la había encontrado justo a tiempo y le había abrazado las piernas, sollozando, mientras ella lo acariciaba y lo tranquilizaba.

–Eso es algo que tú *nunca* has hecho –dijo Susan, enfadada.

–¿Qué no he hecho? –preguntó Linda, sorprendida.

–No importa.

Susan volvió a perderse en los recuerdos. Y después aquella vez, cuando él tenía trece años y acababa de pasar dos años en California y la había encontrado en la cocina de la casa de la abuela y la había levantado y hecho girar en el aire mientras se reía y la abrazaba. Sonrió al recordar. Era un buen recuerdo. Y ahora, quince años más tarde, escritor de Hollywood camino al estreno de una obra suya en Nueva York. Y seis meses antes, en el correo, su primer libro, y el día antes la carta diciendo que pasaría a verla. No había dormido bien esa noche.

–Ningún hombre blanco se merece esto –dijo Linda–. Me voy a casa.

–Siéntate –ordenó Susan.

–No quiero estar aquí cuando no aparezca –dijo Linda–. Más tarde te llamaré por teléfono.

Fue hasta la puerta y la abrió.

–Vuelve aquí y siéntate –dijo Susan–. Llegará en cualquier momento.

Linda se quedó con la puerta entreabierta. La cerró y esperó un minuto, apoyándose en ella sin hablar, moviendo la cabeza.

–Allí hay un taxi amarillo subiendo por la colina –exclamó Susan, inclinada hacia el cristal de la ventana–. ¡Apuesto a que viene él dentro!

–Perderás la apuesta.

Esperaron.

–Oh –dijo Susan, pestañeando.

–¿Qué?

–Ese taxi imbécil ha girado hacia otro lado.

–No me extrañaría que estuviera sentado en el coche bar tomándose algo. No me extrañaría que estuviera con un grupo de hombres y no pudiera salir, que no se atreviera a decirles lo que quiere hacer en un pequeño pueblo, tomar un taxi para ir a ver a una amiga de color.

–No haría eso. Ahora está en un taxi. Lo *sé*.

Pasaron diez minutos, y después quince.

–Ya tendría que estar aquí –dijo Susan.

–No está.

–Quizá no sea aquél el tren; quizá anda mal el reloj.

–¿Quieres que pregunte la hora por teléfono?

–¡A ese teléfono no te acerques! –gritó Susan.

–De acuerdo, de acuerdo, sólo era una idea.

–¡Pues basta, basta de ideas!

Susan levantó la mano; tenía el rostro desencajado.

Esperaron de nuevo. El reloj hacía tictac.

–¿Sabes lo que haría yo en tu lugar? –dijo Linda–. Iría directamente al tren y subiría y preguntaría por el señor Borden, y no pararía hasta encontrarlo, y allí estaría, seguro, con todos sus amigos en el coche bar, bebiendo, y me acercaría a él y le diría: «¡Mira, Richard Borden, yo te conozco desde cuando te mojabas! ¡Dijiste que vendrías a verme! ¿Por qué no lo hiciste?». ¡Eso es lo que yo diría delante de todos sus amigos!

Susan se quedó callada. Eran las siete y treinta y cinco. En diez minutos saldría el tren. Se ha retrasado, pensó. Tiene que venir. No es capaz de hacer eso.

–Bueno, mamá, yo me voy. Después te llamaré por teléfono.

Esta vez no trató de convencer a Linda. Se cerró la puerta. Se alejaron los pasos.

Sin ella, Susan se sintió mejor. Intuía que ahora, al desaparecer la influencia maligna de su hija, Richard Borden tenía que llegar con toda certeza. ¡Él había esperado a que se fuera Linda para estar los dos solos!

Está allá abajo, pensó, en aquel tren. Sentía mucha angustia. ¿Y si estuviera en el coche bar, bebiendo, como había dicho Linda? ¡No! ¡Quizá se había olvidado, quizá ni siquiera sabía que aquél era su pueblo natal! Algún error, el camarero se había olvidado de avisarle o algo parecido. Se retorció las manos. Sentado allí en el cálido coche bar, bebiendo. Sentado allí por la noche después de quince años. Todas las brillantes luces del tren, y el lento vapor que subía. ¡Vamos, Richard! ¡Si no vienes se lo contaré a tu mamá! La respiración de Susan era profunda y pesada. Se sentía muy vieja. ¡Si no vienes en un minuto haré lo que dijo Linda, bajaré y entraré en el tren a buscarte!

No. No podía hacer eso. No podía hacerle pasar vergüenza delante de los amigos. Eso no. Que siguiera allí sentado. De todos modos había un error. El reloj funcionaba mal.

El tren lanzó un chillido de advertencia.

No, pensó. No puede salir ya.

Vio que los pasajeros regresaban al tren. Debe de estar enfermo, pensó. Ni siquiera debe de haber llegado en ese tren. Enfermo en Chicago, quizá. Claro. ¿Y si estuviera allí ahora y hubiera bajado del tren e intentado conseguir un taxi? Quizá no había taxis para todos. ¿Habría caminado por la estación o por el pueblo, o mirado siquiera hacia la colina y la casa donde estaba ella? ¿Tendría noticias de él al día siguiente, desde Nueva York? ¿O algún día? No, nunca; eso, en el caso de que estuviera allí abajo en ese momento. Después de lo que estaba pasando, no volvería a escribir.

Sonó de nuevo el silbato del tren. Por el aire nocturno subió un enorme embudo de vapor.

Entonces, traqueteando, el tren salió de la estación, adquirió velocidad y desapareció.

Susan se quedó junto a la ventana. La casa estaba en silencio. Miró hacia el horizonte occidental. No podía haber sido aquel tren. En un minuto llegaría otro. Agarró el despertador. En su mano hacía un barato tictac de lata.

–¡Reloj loco que no da bien la hora! –exclamó y lo tiró a la papelera.

Volvió a la ventana.

El teléfono sonó una vez. Susan no se volvió. El teléfono volvió a sonar, insistente. Ella siguió mirando el horizonte. El teléfono sonó seis veces, sin intención de parar.

Finalmente, Susan se volvió y lo agarró. Lo tuvo en la mano un rato antes de levantar el auricular. Entonces acercó el auricular a la oreja.

–Hola, ¿mamá?

Era Linda.

–Mamá, ven a pasar la noche en mi casa. Sé como te sientes –dijo la voz.

–¿A qué te refieres? –exclamó Susan, enfadada, en el micrófono–. ¡Acaba de estar aquí!

–¿Qué?

–Sí, y era alto y buen mozo, y vino en un taxi amarillo por un minuto, y ¿sabes qué hice? ¡Lo abracé y lo besé y bailé con él!

–¡Ay, mamá!

–Y habló y se rió y fue bueno conmigo y me dio un billete de diez dólares, y recordamos viejos tiempos, toda la gente, todas las cosas, eso es lo que pasó, y regresó en su taxi amarillo y subió a ese tren y se marchó. ¡Es todo un caballero!

–¡Mamá, cuánto me alegro!

–Sí, señor –dijo Susan, mirando por la ventana, sosteniendo el teléfono con manos temblorosas–. ¡Todo un caballero!

¡Olé, Orozco! ¡Siqueiros, sí!

2003-2004

Sam Walter irrumpió en mi oficina, miró todos los pósters de colección que había en las paredes y dijo:

–¿Qué sabes de los principales artistas de México?

–Rivera –dije–. Martínez. Delgado.

–¿Qué te parece esto?

Sam tiró una brillante carpeta sobre la mesa.

–¡Léelo!

Leí lo que vi en letras grandes.

–Siqueiros, sí, Orozco, olé. –Leí algo más–. Gambit Gallery. Boyle Heights. ¿Hay una exposición de Orozco y Siqueiros del otro lado del río?

–Lee la letra pequeña.

Sam dio un golpecito en la carpeta.

–Una exposición conmemorativa de la excelente obra de Sebastián Rodríguez, heredero del trono de Siqueiros y Orozco.

–Te llevo –dijo Sam–. Mira la fecha.

–Veinte de abril. Pero si es hoy, a las dos de la tarde. ¡Demonios, dentro de una hora! No puedo...

–Claro que puedes. ¿Acaso no eres un experto en arte? No es una inauguración sino una clausura. Un funeral.

–¡¿Funeral?!

–El artista, Sebastián Rodríguez, asistirá, pero muerto.

–¿Quieres decir...?

–Es un velatorio. El padre y la madre estarán allí. Irán

sus hermanos y hermanas. Se dará una vuelta el cardenal Mahoney.

–Dios santo, ¿tan bueno era el artista? ¡Toda esa gente!

–Iba a ser una fiesta, pero sufrió una caída y murió. Así que, en vez de cancelar la exposición, llevaron el cuerpo. Ahora es casi una misa, con velas y coros vestidos de encaje.

–¡Dios mío! –exclamé.

–Y que lo digas.

–¡Dios mío! ¿Una misa fúnebre por un artista desconocido en una galería de cuarta en un sitio tan mexicano-hispano-judío como Boyle Heights?

–Pasa las páginas. Verás el espíritu de Orozco y Siqueiros.

Pasé las páginas y contuve el aliento.

–¡Rayos y centellas!

–Y que lo digas –dijo Sam.

En la autopista camino al barrio judío-hispano de Boyle Heights me puse a hablar atropelladamente.

–¡Este hombre es un genio! ¿Cómo lo encontraste?

–La policía –dijo Sam, al volante.

–¿La *qué*?

–La poli. Era un delincuente. Unas horas preso.

–¿Horas? ¿Qué había hecho?

–Algo grande. Alucinante. Pero no razón suficiente para que lo metieran en chirona. Grande en un sentido, pequeño en otro. ¡Mira hacia arriba!

Miré hacia arriba.

–¿Ves aquello?

–¿El puente? ¡Ahora queda detrás! ¿Por qué…?

–Allí es donde cayó.

–¿Saltó?

–No, cayó. –Sam aceleró–. ¿Has notado alguna otra cosa?

–¿En qué?

–Arriba. El puente.

–¿Qué debía notar? Ibas demasiado rápido.

–Volveremos más tarde. Ya verás.

–¿Dónde murió?

–Donde plasmó su mejor obra. *Después* murió.

–¿Donde encarnaba el espíritu de Orozco y de Siqueiros?

–¡Has entendido!

Sam salió de la autopista.

–¡Hemos llegado!

No era una galería de arte.

Era una iglesia.

Había cuadros brillantes en todas las paredes, de un brillo tan deslumbrante que parecía que iban a saltar en llamas. Pero otras llamas se interponían. Alrededor de la amplia galería, describiendo un gran círculo, alumbraban doscientas o trescientas velas. Llevaban horas encendidas y sus llamas creaban un ambiente de verano, y uno se olvidaba de que venía de abril.

El artista estaba allí, pero preocupado por su nueva profesión, una eternidad que había que llenar de silencio.

No estaba en un ataúd sino en una nube de tela blanca como la nieve, que parecía transportarlo entre las constelaciones de velas ahora temblorosas, agitadas por una corriente de aire que entraba por una puerta lateral junto con un miembro del clero.

Reconocí de inmediato aquel rostro. Carlos Jesús Montoya, guardián del gran redil de latinos que cubrían el cauce seco del vacío río Los Ángeles. Sacerdote, poeta, aventurero en selvas tropicales, asesino amoroso de diez mil mujeres, estrella, místico y ahora crítico de *Art News Quarterly*, parecía instalado en la proa de un barco que se hunde en llamas para contemplar las paredes donde estaban colgados los sueños perdidos de Sebastián Rodríguez.

Miré hacia donde miraba él y contuve el aliento.

–¿Qué? –susurró Sam.

–Esas pinturas –dije, levantando la voz– no son pinturas. ¡Son fotografías en color!

–¡Chist! –chistó alguien.

–Cierra el pico –cuchicheó Sam.

–Pero...

–Todo ha sido planeado. –Sam, nervioso, miró alrededor–. Primero las fotos para picar la curiosidad de los espectadores. Después las pinturas verdaderas. Un doble estreno artístico.

–Sin embargo... –dije–. Como fotos, son brillantes.

–Chist –chistó alguien aún más fuerte.

El gran Montoya me miraba por encima de un mar de fuego estival.

–Brillantes fotos –susurré.

Montoya me leyó los labios y asintió majestuosamente, como un torero en una tarde sevillana.

–Un momento –dije a punto de entender algo–. Esos cuadros. ¡Los he visto en alguna otra parte!

Carlos Jesús Montoya volvió a clavar la mirada en las paredes.

–Vamos –dijo Sam entre dientes, y me empujó hacia la puerta.

–¡Espera! –dije–. No interrumpas mi cadena de razonamiento.

–Idiota –dijo Sam casi a gritos–, te vas a hacer matar.

Montoya le leyó los labios y asintió de manera casi imperceptible.

–¿Por qué podría querer alguien matarme? –dije.

–¡Sabes demasiado!

–¡No sé nada!

–¡Claro que sabes! ¡Ándale! ¡Larguémonos!

Y salimos del ardiente verano al frío abril, pero nos apartó bruscamente una nube de llanto seguida por las plañideras, una oscura masa de mujeres con chales negros derramando fuentes de lágrimas.

–Ninguna familia llora con tanto sentimiento –dijo Sam–. Ex amantes.

Escuché.

–Claro –dije.

Más llanto. Más mujeres, corpulentas y rollizas, seguidas por un solemne caballero tan distinguido y callado como un portaestandarte.

–Familia –dijo Sam.

–¿No nos estamos yendo demasiado pronto?

–Hay una crisis. Quería que vieras todo para que lo registraras como un observador virgen, acrítico, antes de captar la realidad.

–¿Cuánto cobras por esa bolsa de estiércol que acabas de llenar?

–No es estiércol. Es sangre de artistas, sueños de artistas y juicios de críticos que se ganan o se pierden.

–Dame esa bolsa. Yo te la llenaré.

–No. Vuelve a entrar. Echa un último vistazo a un genio caído y a la verdad a punto de corromperse.

–Sólo hablas así los sábados, tarde, vestido y con la botella vacía.

–No es sábado. Aquí está mi petaca. Bebe. Un último trago, una última ojeada.

Bebí y me quedé en la puerta, donde el tiempo de cosecha exhalaba olores de caliente cera de vela.

Lejos, el tranquilo Sebastián flotaba en su blanca barca de tela. En la distancia gorjeaban unos coros de niños.

En la autopista, a gran velocidad, pensé.

–¡Sé adónde vamos!

–Chist –dijo Sam.

–A donde saltó Sebastián Rodríguez.

–¡Donde *cayó*!

–Donde cayó y se mató.

–Mira con atención. Casi hemos llegado.

–¡Sin casi! Reduce la velocidad. Dios mío. ¡Allí están!

Sam redujo la velocidad.

–Para –dije–. Dios, debo de estar loco. Mira.

–¡Yo *sí* lo estoy!

Las vieron en el puente que pasaba por encima de la autopista.

–¡Las pinturas de Sebastián en las paredes de la galería!

–Aquéllas eran fotos. Éstas son verdaderas.

Y vaya si lo eran: más brillantes, más grandes, espectaculares, alucinantes, catastróficas.

–Graffiti –dije al fin.

–Pero *qué* graffiti –dijo Sam, mirando como si fueran los vitrales de una catedral.

–¿Por qué no me mostraste éstas primero?

–Las viste, pero con visión periférica, a casi cien kilómetros por hora. Ahora las puedes mirar con visión normal.

–Pero ¿por qué ahora?

–No quería que lo verdadero interfiriera con el loco misterio. Quería darte respuestas para que pudieras imaginar todas las preguntas descabelladas.

–Las fotos de la galería, los graffiti del puente. ¿Qué fue primero, la gallina o el huevo?

–Un poco la gallina y un poco el huevo. El sacerdote Montoya pasó por debajo de esos milagros hace un mes, no se lo pudo creer y frenó tan en seco que por poco no tuvo un accidente.

–¿Fue el primer coleccionista de las anunciaciones y sagradas revelaciones de autopista creadas por Sebastián? –aventuré.

–¡Exacto! Vio esas bellezas latinoamericanas y corrió a buscar una cámara. Las ampliaciones resultantes eran tan increíbles, tan fascinantes para el ojo y el alma, que Montoya concibió un plan maestro. Como la mayoría de la gente rechazaba como arte los graffiti de las autopistas, ¿por qué no colgar los candentes ramilletes de Sebastián en las paredes de la galería y quemar los ojos de los espectadores e inflamarles la cartera? Entonces, cuando fuera demasiado tarde para dar marcha atrás, cambiar de opinión y pedir la devolución del dinero, escenificar la gran revelación: «Si creéis que estas sorprendentes obras de la galería son un producto divino

–exclamaría Montoya–, mirad en la Autopista 101 con el paso elevado 89». Así que Montoya colgó esas ventanas a la ardiente vida y se preparó para arrojar la verdad a los críticos cuando estuvieran a bordo. Pero hubo un problema…

–¿Sebastián cayó a la autopista antes de que se pudiera inaugurar la exposición?

–Cayó y puso en peligro su reputación.

–Creía que la muerte aumentaba las probabilidades de fama de un artista.

–A veces sí, a veces no. El caso de Sebastián es especial. Complicado. Cuando Sebastián cayó…

–¿Cómo cayó?

–Estaba colgado cabeza abajo sobre el borde del puente, pintando, mientras un compañero lo sostenía por las piernas, y el compañero estornudó, Dios mío, y sí, lo soltó.

–¡Dios!

–Nadie quería contar la verdad ni a su familia ni a nadie. ¡Caramba! Colgado cabeza abajo pintando graffiti y cae sobre sobre el tráfico. Figuró como accidente de moto, pero nadie encontró la moto. Le quitaron la culpable pintura de las manos antes de que llegara el juez instructor. Lo que dejó a Montoya…

–Con una galería llena de arte fotográfico inservible.

–¡No! Una galería llena de inestimables reliquias de la vida de un astuto granuja prematuramente muerto, pero gracias a Dios quedaban las geniales fotos cuyo precio no paraba de subir. El cardenal Mahoney añadió su imprimátur y entonces llegaron a las nubes.

–¿Así que nadie contó jamás dónde se podían localizar los originales de esa obra de arte?

–Nadie lo hará. La familia advirtió al niño que no jugara en la autopista ¡y mira lo que ha pasado! Podrían haber sobrevivido a un festival en vivo en el que se celebraran las fotos de Sebastián exhibidas en la galería y se revelara, Dios mío, que el origen estaba en el paso elevado 89 de la Autopista 101, pero al morir él todo se había vuelto demasiado triste y comercial.

Entonces a Montoya se le ocurrió encender mil velas y crear la iglesia de San Sebastián.

–¿Cuántas personas conocen la historia?

–Montoya, el dueño de la galería, quizá un par de tías o tíos. Y ahora tú y yo. Nadie levantará la liebre para que no atraviese corriendo la autopista. Ni una palabra a nadie. Toca con la mano en el asiento trasero. Palpa un poco. ¿Qué encuentras?

Llevé la mano hacia atrás, sin mirar.

–Parecen tres cubos.

–¿Qué más?

Tanteé con la mano.

–¡Una brocha grande!

–¿Y?

–¡Tres cubos de pintura!

–¡Exacto!

–¿Para qué?

–Para tapar el graffiti, la obra maestra de Sebastián Rodríguez en la autopista.

–¿Tapar todos esos inestimables murales? ¿Por qué?

–Si los dejamos allí, con el tiempo alguien se dará cuenta, los comparará con las fotos de la galería y se terminará el engaño.

–¿El mundo descubrirá que no era más que un arriesgado pintor de graffiti de autopista?

–O descubrirá su genio y los papanatas provocarán accidentes o atascos. La situación, en ambos casos, no tiene salida.

Miré el brillante puente.

–¿Y quién va a tapar los murales?

–¡Yo! –dijo Sam.

–¿Cómo lo harás?

–Tú me sostienes por las rodillas mientras yo, cabeza abajo, echo sobre aquello una mano de pintura. Pero antes suénate la nariz. Nada de estornudos.

–Siqueiros, nada, Orozco ¿tampoco?

–Y que lo digas.

Lo dije tres veces. En voz baja.

La casa
1947

Era una casa increíble, vieja y loca, que miraba desorbitada por encima de la ciudad con ojos saltones. Los pájaros habían construido nidos en sus altas cúpulas, de modo que aquel sitio sólo se parecía a una vieja flaca con hábitos nocturnos y pelo desaliñado.

Habían subido a pie la larga colina aquella ventosa noche de otoño, Maggie y William, y ahora, al ver la casa, ella apoyó en el suelo la maleta de Saks Fifth Avenue y dijo:

–Ay, no.

–Ay, sí. –Él llevaba su vieja maleta con paso ligero–. ¿No es una ganga? ¡Mírala, es inestimable!

–¿Pagaste dos mil dólares por *eso*? –exclamó ella.

–Pero si hace cincuenta años costaba treinta mil dólares –declaró él, orgulloso–. Y es toda nuestra. ¡Vaya!

Ella esperó a que el corazón le volviera a latir. Estaba enferma. Lo miró a él y después miró la casa.

–Se parece... se parece un poco a una casa de Charles Addams, ¿verdad? Ya sabes, el hombre que dibuja viñetas de vampiros para la *New Yorker*.

Pero él ya había llegado a la entrada. Ella lo siguió con cautela, subiendo por los quejumbrosos escalones delanteros. La casa se elevaba por espacio de tres plantas rococó con columnas estriadas y mansarda, torres y picos y ventanas en saliente llenas de cristales rotos; todo cubierto por una fina capa de nicotina. Dentro había un silencio de polillas y cortinas colgantes y muebles cubiertos parecidos a pequeñas tumbas blancas.

Ella volvió a sentir que se le caía el alma a los pies. Cuando uno ha vivido toda su vida en una casa grande y limpia en una calle aislada, con criados que invisiblemente mantienen el orden, con un teléfono siempre al alcance de la mano, con una bañera grande como una piscina, y tu único ejercicio consiste en levantar un pesado martini seco, ¿qué puedes pensar ante una oxidada montaña, una catacumba, una cosa caótica y gris? «Dios mío», pensó ella, «¿se reduce a esto la vida de los norteamericanos?» Cada vez menos casas, precios increíbles. ¿Por qué se casaba la gente?

La costaba mantener una expresión serena, actuar con naturalidad, porque William subía y bajaba por las escaleras a gritos, caminando de prisa, entrando y saliendo de las habitaciones, orgulloso como si él mismo hubiera construido la casa.

–Soy el espectro del padre de Hamlet –dijo William, bajando por las oscuras escaleras.

–... espectro del padre –dijo un eco allí arriba, encima del hueco de la escalera.

William sonrió y señaló con un dedo.

–¿Oyes eso? Ése es el Oyente que está en el último piso. Un viejo amigo mío. Oye todo lo que dices. ¡Ayer mismo le decía: «¡Estoy enamorado de Maggie!».

–Estoy enamorado de Maggie –dijo el Oyente en el último piso.

–Ese hombre tiene buen gusto –dijo Bill. Se acercó y rodeó a Maggie con los brazos–. ¿No te parece *fantástica* esta casa?

–Reconozco que es grande. Reconozco que está sucia. Y no dudo de que es vieja.

Miró la cara de William, que miraba la suya. Y por el lento cambio de expresión en la cara de él supo que su propia cara no estaba haciendo un gran esfuerzo por que le gustara aquel inmenso lugar. Al entrar por la puerta se había rasgado las medias de nailon con un clavo. Ya había suciedad en la costosa falda de tweed que ella había traído de San Francisco, y...

Él le quitó las manos de los hombros. Le miró la boca.

–No te interesa mucho, ¿verdad?

–No es eso...

–Quizá tendríamos que haber comprado aquella caravana.

–No, no seas tonto. Sólo tengo que acostumbrarme. ¿A quién le interesa vivir en una lata de sardinas? Aquí hay más espacio.

–O esperar otro año para casarnos, con más dinero.

–De todos modos quizá no tengamos que vivir aquí mucho tiempo –dijo ella, intentando mostrarse alegre.

Pero lo que había dicho no era quizá lo más atinado. Él no querría irse de allí nunca. Aquél era un sitio que él amaba y que estaba dispuesto a arreglar. Lo miraba como algo definitivo.

–Aquí arriba está el dormitorio.

A la altura del primer rellano, donde alumbraba una débil bombilla, abrió una puerta. En la habitación había una cama con cuatro columnas. Él mismo había fregado y barrido la habitación y preparado la cama para darle una sorpresa a Maggie. Había brillantes cuadros en la pared empapelada de color amarillo.

–Es agradable –dijo ella, en un tono todavía forzado.

–Me alegro de que te guste –dijo él monótonamente, sin mirarla.

A la mañana siguiente él no paraba de recorrer de la casa, subiendo y bajando las escaleras, silbando y cantando; el desayuno lo había llenado de vigor y de ideas. Ella le oyó arrancar las viejas cortinas, barrer la sala, recoger los viejos cristales de una ventana rota en la cocina. Ella estaba en la cama. El sol caliente y amarillo entraba por la ventana del sur y le tocaba la mano apoyada en el cobertor. No quería moverse, y le costaba creer los ruidos que hacía su resistente marido rebotando de una habitación a otra, impulsado por su inspiración. «Resistente» era la palabra. Lo lastimabas o lo decepcionabas un día, y al siguiente ya lo había olvidado. Era puro dinamismo. Ella no podía decir lo mismo de sí. Él era como una ristra de petardos que iba estallando por toda la casa.

Maggie se levantó de la cama. «Intentemos hacer mejor las cosas», pensó. «Pongamos buena cara.» Se miró en el espejo. «¿Habrá alguna manera de *pintarse* una sonrisa?»

Después de un quemado desayuno instantáneo, William le dio un beso y una fregona.

–¡Siempre arriba y adelante! –exclamó–. ¿Te das cuenta de que la mayor preocupación del hombre no es el amor o el sexo o mantenerse al nivel del vecino? ¡No es la fama ni la fortuna! No, la batalla más larga del hombre, querida mía, es contra el elemento polvo. ¡Aparece en cada hueco y costura de la casa! ¡Si nos sentáramos en las mecedoras y nos meciéramos durante un año, nos enterraríamos en el polvo, desaparecerían las ciudades, los jardines serían desiertos, las salas de estar cubos de basura! ¡Caramba, cómo me gustaría poder agarrar la casa y sacudirla!

Se pusieron a trabajar.

Pero ella se cansaba. Primero fue la espalda y luego «Mis dolores de cabeza».

Él le llevó una aspirina. Y después fue puro agotamiento de limpiar tantas habitaciones. Tantas... que ella había perdido la cuenta. ¿Y las partículas de polvo dentro de cada una? ¡Dios mío, sumaban miles de millones! Mientras recorría la casa estornudaba todo el tiempo, la naricita metida en el pañuelo, confundida, la cara roja.

–Debes sentarte –dijo él.

–No, estoy bien.

–Debes descansar.

William no sonreía.

–No lo necesito. Aún no es hora de comer.

Ése era el problema. La primera mañana, y ya estaba cansada. Maggie sintió que se ruborizaba de culpa. Porque era un cansancio extraño, hecho de tensiones innecesarias y acciones y tensiones superfluas. Uno sólo se puede engañar hasta cierto punto. Estaba cansada, sí, pero no por culpa del trabajo sino del lugar. No habían pasado ni veinte horas en esa casa, y ya se había cansado de ella, ya la detestaba. Y él veía que ella estaba enferma. Una pequeña parte de la cara de Maggie lo mostraba. Qué parte, ella lo ignoraba. Era como un pinchazo en un neumático: no se sabía dónde estaba hasta que uno lo sumergía y veía salir las burbujas del agua. Ella no quería que él se enterara de su enfermedad. Pero todo el tiempo pensaba en las amigas que irían a verla y que a la hora del té comentarían entre ellas: «¿Qué le pasó a Maggie Clinton?». «Ah, ¿no te enteraste? ¡Se casó con aquel escritor y viven en Bunker Hill. En Bunker Hill, ¿te imaginas? En una casa vieja y embrujada o algo por el estilo!» «Tenemos que ir alguna vez a visitarla.» «Ay, aquello hay que verlo. Se está cayendo a pedazos. ¡Pobre Mag!»

–Antes podías jugar no sé cuántos sets de tenis por la mañana y por la tarde, sin contar alguna vuelta de golf –dijo él.

–Me pondré bien –dijo ella, sin saber qué otra cosa decir.

Estaban en el rellano. El sol de la mañana entraba por los cristales coloreados de la alta ventana. Había pequeños vidrios rosados y azules y rojos y amarillos y púrpura y anaranjados. Los múltiples colores le brillaban en los brazos y también en el pasamanos.

Él había estado mirando durante un rato las pequeñas ventanas de colores. Ahora la miraba a ella.

–Perdóname que sea tan melodramático –dijo William–, pero aprendí algo cuando era un niño bastante pequeño. Mi abuela tenía una sala en la planta alta y una ventana con pequeños cristales de colores, exactamente como éstos. Yo tenía la costumbre de subir y mirar a través de los cristales de colores, y… –Dejó la fregona–. Es inútil. No lo entenderías.

Bajó por las escaleras, alejándose de ella.

Maggie se lo quedó mirando. Después miró los cristales de colores. ¿Qué había estado intentando decir él? Algo ridículo y obvio, que finalmente no había dicho. Se acercó a la ventana.

A través del cristal rosa, allá abajo el mundo era rosado y cálido. Los sórdidos alrededores, un alud a punto de desprenderse del acantilado, adquirieron los tonos róseos de una puesta del sol.

Maggie miró por un cristal amarillo, y el mundo era el sol, brillante y luminoso y fresco.

Miró por un cristal morado. El mundo se había cubierto de nubes, el mundo estaba infectado y enfermo, y la gente que andaba por él era leprosa, y se la veía perdida y abandonada. Las casas eran negras y monstruosas. Todo parecía herido.

Maggie volvió al cristal amarillo. Detrás estaba el sol. El perro más pequeño parecía listo y brillante. El niño más sucio parecía lavado. Las casas oxidadas tenían como una capa de pintura nueva.

Maggie miró hacia abajo, hacia donde William, tranquilo e inexpresivo, estaba marcando un número de teléfono. Después miró los cristales de colores y entendió lo que él quería decir. Se podía elegir. Había cristales oscuros y cristales claros.

Se sentía perdida. Sentía que era demasiado tarde. A veces, aunque no sea cierto, uno cree que es demasiado tarde. Para agregar algo, para decir una palabra. Una palabra. Pero ella no estaba preparada. Era una idea demasiado nueva. Ahora no podía hablar con total propiedad. Tendría hacerse a la idea. Empezaba a sentir un débil entusiasmo, aunque cubierto de miedo y odio hacia sí misma. Y después, pequeñas puñaladas de odio hacia la casa y hacia William, porque habían hecho que se odiara a sí misma. Pero finalmente todo quedó en un simple enfado ante su propia ceguera.

Allá abajo, William hablaba por teléfono. Su voz subía por el luminoso hueco de la escalera. Hablaba con el agente inmobiliario.

–¿Señor Woolf? Le llamo por la casa que me vendió la semana pasada. ¿Cree que podría usted revenderla? ¿Sacando quizá una *pequeña* ganancia?

Se produjo un silencio. Maggie sintió que el corazón se le aceleraba.

William colgó el teléfono. No la miró.

–La puede... vender –dijo William–. Con una pequeña ganancia.

–Con una pequeña ganancia –dijo el Oyente en el último piso.

Estaban almorzando en silencio cuando alguien llamó a la puerta. William, excepcionalmente callado, fue a atender.

–¡El maldito timbre no funciona! –gritó la voz de una mujer en la sala.

–¡Bess! –exclamó William.

–¡Bill, hijo de...! ¡Eh, qué sitio más fenomenal!

–¿Te gusta?

–¿Si me *gusta*? ¡Átame un pañuelo en el pelo y dame una fregona!

Siguieron parloteando. Maggie, en la cocina, dejó el cuchillo de mantequilla y escuchó, fría y aprensiva.

–¡Dios mío, qué no daría yo por un sitio como éste! –exclamó Bess Alderdice, recorriendo la casa–. Mira el pasamanos tallado. Como dicen los españoles: «¡Jesús!». ¡Mira esa araña de cristal! ¿Cómo te lo hiciste, Bill?

–Tuvimos suerte y estaba en venta –dijo Bill en la sala.

–¡Hacía años que había echado el ojo a este lugar! Y tú, suertudo, se lo sacas de las mugrientas garras a Bess Alderdice.

–Trae esas mugrientas garras a la cocina y come algo con nosotros.

–¿Comer? ¿Cuándo trabajamos? ¡Quiero echar una mano en todo esto!

Maggie apareció en el pasillo.

–¡Maggie! –gritó Bess Alderdice con aquella gabardina entallada y aquellos zapatos sin tacón y aquel pelo negro suelto–. ¡Cómo te *envidio*!

–Hola, Bess.

–Muchacha, qué cara de cansada tienes –excamó Bess–. Siéntate y yo ayudaré a Bill. ¡Estoy fuerte de tanto comer cereales!

–No nos vamos a quedar aquí –dijo muy tranquilo Bill.

–¿No vais a hacer qué? –Bess lo miró como si estuviera loco–. Acabáis de entrar ¿y ya os vais? Bueno, vendédsela a mamá, que mamá la quiere.

–Vamos a intentar encontrar una pequeña cabaña en alguna parte –dijo Bill con falso entusiasmo.

–Ya sabes lo que puedes hacer con las cabañas –dijo Bess con un bufido–. ¡Bueno, mira, ya que te voy a comprar esta casa, Bill, por lo menos puedes ayudarme a limpiarla! ¡Echadme una mano con esas cortinas!

Y Bess fue directamente a arrancar las apolilladas cortinas de las ventanas de la sala.

Trabajaron toda la tarde, Bess y William.

–Tú, querida, acuéstate –dijo Bess palmeando a Maggie–. He conseguido ayuda gratuita.

En la casa atronaban los ecos. Había explosiones de risa. Se desataban monstruosas tormentas de polvo en las salas, y una vez Bess casi se cayó por la escalera de tanto reír. Había crujidos de clavos al salir de las paredes, había tintineos musicales de arañas de luces golpeadas, había desgarrones de viejo papel pintado al arrancarlo.

–¡Esto será una sala de té, y esto aquí, bueno, tiraremos la pared! –gritó Bess entre las tormentas de polvo.

–¡Muy bien! –rió William.

–¡Y yo vi un juego de sillas antiguas a un precio razonable que quedarían perfectas aquí! –dijo Bess.

–¡Buena idea! –dijo Bill.

Hablaban atropelladamente caminando de un lado para otro. Él hacía marcas con tiza azul y arrojaba muebles inútiles por las ventanas y probaba las tuberías.

–¡Así me gusta! –exclamó Bess–. ¿Qué te parece si en esta pared ponemos una hilera de platos de Bavaria?

–¡Excelente! ¡Maravilloso!

Maggie no intervenía. Primero se encerró en su dormitorio y después salió a la luz del sol. Pero no podría escapar al sonido de la felicidad de Bill. Él planeaba, martilleaba y reía, y todo con otra mujer. Se había olvidado de la venta de la casa. ¿Qué haría más adelante, cuando recordara que había llamado al agente inmobiliario? Dejaría de reír, por supuesto.

Maggie se apretó las manos. ¿Qué era lo que tenía Bess Alderdice? ¡Con toda certeza no era ese cuerpo plano, duro y torpe, ni los revueltos mechones de pelo sin cortar ni las descuidadas cejas! Lo que tenía era un entusiasmo y una frescura y unas energías que a Maggie le faltaban. Pero ¿que *podría* tener? Después de todo, ¿con qué derecho estaba allí Bess? Aquella no era *su* casa, ¿verdad? Al menos, no todavía.

Oyó la voz de Bess por una ventana abierta.

–¿Te das cuenta de la historia que tiene esta casa? La construyó en 1899 ese abogado. Esto era *el* barrio. La casa tenía y todavía tiene dignidad. La gente estaba orgullosa de vivir aquí. Todavía lo puede estar.

Maggie entró en la sala. ¿Cómo se arreglaban las cosas en el mundo? Las cosas habían andado mal hasta que llegó Bess y las arregló. ¿Cómo? No con palabras. Las palabras no podían hacer las cosas de una u otra manera. Había más que eso. Había acciones, continuas, en marcha. En ese momento, Bill disfrutaba más de Bess de lo que disfrutaría de Maggie el resto del día. ¿Por qué? Porque Bess hacía cosas con manos rápidas y cara viva, las acababa y pasaba a otras.

Pero lo más extraordinario era Bill. ¿Acaso había trabajado alguna vez en su vida, puesto un clavo, llevado una alfombra?

No. Al ser escritor no había hecho más que sentarse. No estaba más preparado para esa casa del horror que ella. Entonces ¿cómo podía cambiar de repente, de la noche a la mañana, y arrojarse sobre la casa con uñas y dientes? La respuesta sorprendía por su sencillez. Amaba a Maggie. Ésa sería su casa. Él habría hecho lo mismo si fueran a dormir en una cueva. Cualquier sitio era bueno si Maggie estaba allí.

Maggie cerró los ojos. Todo giraba a su alrededor. Ella era el catalizador. Sin ella, él se sentaría y nunca haría nada. Y ella había estado medio ausente todo el día. El secreto no residía en Bess o en William, sino en el propio amor. La razón del trabajo, del entusiasmo, era siempre el amor. Y si William trabajaba para hacerla feliz, ¿no podía ella hacer lo mismo por él? El amor siempre ha estado creando algo en alguna parte. Si no lo hace, se deteriora. Durante toda la vida de casado creas: egos, casas, niños. Si uno para, el otro sigue, movido por la inercia. Pero entonces sólo es media estructura. Finalmente se derrumba como un castillo de naipes.

Maggie se miró la manos. Pedir ahora disculpas a Bill sería vergonzoso e innecesario. Entonces ¿cómo hacer bien las cosas? De la misma manera que se hacían mal. El mismo proceso, pero al revés. Cosas malas eran por ejemplo romper un florero, rasgar una sábana o dejar un libro bajo la lluvia. Se arreglaban reparando el florero, cosiendo la sábana, comprando un libro nuevo. Ésas eran cosas *hechas.* El fracaso de ella en esa casa era una historia de cosas no hechas, la mano lenta, los ojos poco dispuestos, la voz sin vida.

Buscó un trapo, subió a la escalera de mano y sacó brillo a la araña de luces; después barrió las salas movida por una gran idea. Veía la casa acabada. Antigüedades limpias, colores lujosos y cálidos. Cobre nuevo, carpintería lustrada, arañas limpias, nuevas alfombras rosadas, el piano vertical encerado, las viejas lámparas de aceite preparadas para la corriente eléctrica, el pasamanos tallado con una nueva capa de pintura y el sol entrando por las altas ventanas de colores. Sería una nueva era. Los amigos bailarían en la amplia sala de baile del tercer piso, debajo de las ocho enormes arañas. Habría viejas cajas de música, vino añejo y un calor suave que recorrería todo el ambiente como el aroma de un excelente jerez. Necesitarían tiempo, tenían poco dinero, pero quizá en un año...

La gente diría:

–Qué maravillosa es la casa de Bill y Mag. Es como estar en otra época. Tan cómoda... Por su aspecto exterior uno jamás lo pensaría. ¡Ojalá pudiéramos vivir en Bunker Hill, en una de esas viejas y maravillosas mansiones!

Arrancó grandes trozos de desvaído papel pintado. Sólo entonces la oyó Bill, que apareció sorprendido en la puerta de la sala.

–Me ha parecido oír un ruido. ¿Cuánto tiempo hace que estás trabajando?

–La última media hora.

Esta vez la sonrisa de Maggie era completa.

El tren fúnebre de John Wilkes Booth / Warner Brothers / MGM / NBC

2003

Me estaba preparando para una larga siesta vespertina cuando Marty Felber irrumpió en mi oficina.

–¡Dios mío! –exclamó–. ¡Tienes que venir a verlo!

Me recosté cómodamente.

–¿Ver qué? –dije.

Marty me miró desesperado.

–¿No has oído? En la estación está entrando un tren especial que viene de Washington, DC. Una máquina de vapor, que hierve agua para hacer girar las ruedas. ¡Hace cincuenta años que no tenemos una máquina de vapor!

–Yo he visto máquinas de vapor.

–No, no, ésta es extraña. Toda negra y cubierta con un crespón.

–¿Cubierta con un crespón? Larguémonos de aquí.

Nos largamos.

En la estación miramos las vías vacías. A lo lejos oímos un gemido melancólico y sobre el horizonte se elevó una nube de vapor que se disipó con un llanto. El oscuro tren surgió entre las sombras del anochecer, bajo una llovizna fría.

–¿Hay pasajeros? –dije.

–Gente llorando. ¿La oyes?

–Sí, Dios mío. Apartémonos.

El tren entró como una nube oscura, seguido por la lluvia y envuelto en fantasmal vapor.

La locomotora siguió despidiendo fantasmas de humo mientras arrastraba una melancólica procesión de coches, todos de un negro intenso de carbón quemado, con jardines de crespones sobre los techos donde el pálido vapor susurraba y el llanto que subía de los vagones persistía.

En un lado del primer vagón se leía MGM.

En el segundo estaba impreso WARNER BROTHERS.

En el tercero y el cuarto, PARAMOUNT y RKO.

En el quinto, NBC.

Un frío terrible me llenó el cuerpo. Me quedé allí inmóvil, escindido.

Pero por fin, con Marty, eché a andar por delante de los vagones.

Los techos de crespón negro se agitaban y las ventillas de los coches parecían lavadas por la lluvia.

Los gritos lastimeros de la locomotora se repetían una y otra vez mientras nosotros avanzábamos con rapidez y las ventanas lloraban sin cesar.

Por fin llegamos al último y más melancólico de los vagones, donde nos quedamos mirando por una ventanilla grande que chorreaba agua.

Dentro había un largo ataúd de medianoche con flores blancas incrustadas.

Me quedé paralizado, como si me hubiera alcanzado un rayo, con el corazón apretado por un terrible puño.

–¡Dios mío! –exclamé–. ¡Qué pesadilla! En el gran libro ilustrado de mi abuela había un tren como ése, pero en los lados no tenía nombres como MGM o Paramount.

Me costaba respirar.

–Señor –jadeé–. En esa ventanilla, el ataúd. Está ahí. ¡Dios mío, es él!

Cerré los ojos.

–¡Ése es el tren fúnebre de Abraham Lincoln!

De algún sitio del tren de medianoche salió otro grito profundo. El crespón negro aleteó.

Entonces apareció un hombre corriendo a tumbos por la plataforma, un viejo amigo, Elmer Green, encargado de prensa de un estudio.

Chocó conmigo y me gritó en la cara.

–Eh, ¿qué te parece esta pieza? Te haré el recorrido de rigor. Vamos.

Pero yo me quedé con los zapatos clavados en el hormigón.

–¿Qué pasa? –dijo Green.

–¿Qué aspecto tiene?

–¿No estarás llorando? –dijo–. Basta ya. Vamos de una vez.

Retrocedió caminando junto a los vagones de medianoche, y Marty y yo lo seguimos. Con los ojos llenos de lágrimas, tropecé.

Green se detuvo al fin y dijo:

–¿Ves ese coche rojo de Pacific Electric? ¿Verdad que no concuerda con el resto del tren? Mira. La ventanilla del centro.

–Cuatro tíos con traje de calle, jugando a las cartas, fumando puros. El gordo... un momento.

–¿Quién?

–Louis B. Mayer, el magnate del estudio cinematográfico MGM. ¡Louie *el León*! ¿Qué hace ahí? Está muerto.

–No te darías cuenta. De acuerdo. Allá por 1930 Louis B. y sus aduladores subieron a este enorme coche rojo y salieron de los estudios de la MGM por vía propia y viajaron a Glendale para realizar proyecciones sorpresa. Después se amontonaron en esta súper Lionel eléctrica y volvieron rugiendo a casa, festejando a gritos las buenas críticas del preestreno y soltando las malas como papel picado.

–¿Y qué? –dije con desaliento.

–Que cuando tienes trenes así y llega alguien con trenes como éste, prestas atención. Ahora sube a conocer a Louis B., el cristiano renacido judío árabe en su enorme y atrapada mariposa máquina del tiempo.

Me miré las piernas con ojos casi ciegos.

–¡Caramba! –dijo Green–. Ayúdame a levantarlo.

Marty agarró un codo y Green el otro y entre los dos me subieron al tren.

Anduvimos tambaleándonos por vagones llenos de humo donde decenas de hombres barajaban cartas.

–¡Dios mío! –exclamé–. ¿Es ése Darryl Zanuck, el jefe de la 20th Century Fox? ¿Y aquél, Harry Cohn, la bestia de Gower Street? ¿Cómo demonios se perdieron en esta pesadilla?

–Como dije, atrapados en una Red Cazamariposas preparada para rescatar tiempo. La red más grande de la historia los recogió de la tumba con una oferta que no podían rechazar: dos metros de tierra o un billete para el Expreso Eterno John Wilkes Booth.

–¡Dios mío!

–No, Elmo Wills –exclamó Green–. En un sótano de la MGM en Las Vegas, provocó un ataque de rabia a unos ordenadores digitales y les conectó un guante de béisbol superveloz.

Miré una sala de juego llena de humo.

–¿Es así como tomas ahora un tren?

–Sí –dijo Green.

–Hay nombres de estudios en cada vagón –dije–. Y dentro, vivos, magnates muertos.

–Todos invirtieron en la Red virtual y en Elmo, que dijo: «¿Cuál es la locomotora más grande de la historia? ¿El tren que llevó a Bobby Kennedy o la casa de Roosevelt? ¿Qué tren recorrió el país, con todo el mundo llorando, hace un siglo?».

Sentí la humedad en la mejilla.

–Un tren fúnebre –dije sin levantar la voz–. El tren de Abe Lincoln.

–Dale un puro al hombre.

El tren se sacudió.

–¡¿Está saliendo?! –grité–. No quiero que me vean en esta abominación.

–Quédate –dijo Green–. Di cuánto quieres de sueldo.

Casi le pegué una bofetada en la sonrisa.

–¡Maldito seas!

–Ya lo soy. –Green soltó una carcajada–. Pero me recuperaré.

El tren se sacudió otra vez, rechinando.

Mi amigo Marty se precipitó adelantándose y volvió corriendo.

–¡Tenéis que verlo! El próximo vagón está atestado de abogados.

–¿Abogados?

Me volví hacia Green.

–Están pleiteando –dijo Green–. Problemas de agenda. ¿Qué pueblos visitamos? ¿Qué emisiones hacemos? ¿Qué contratos de libros firmamos? ¿Vamos con la NBC o con la CNN? Esas cosas.

–¡Esas cosas! –grité, zambulléndome hacia adelante, seguido por Marty.

Corrimos entre multitudes de locos que chillaban, señalaban y maldecían.

En el cuarto vagón abrí de golpe la puerta ante un prado nocturno iluminado por luciérnagas y danzantes chispas de máquinas ciegas.

Por todas partes veía hileras de fuegos y formas espectrales de iluminación digital.

La oscura cueva estaba alumbrada por algo que parecía el tablero de control de una nave espacial; un hombre que parecía casi un enano dibujaba rápidas figuras con dedos de araña sobre el tablero. Era, de hecho, el inventor de la increíble y blasfema Cosechadora de Mariposas.

Levanté los puños y el enano exclamó:

–Me tienes que pegar, ¿verdad?

–No pegarte. Matarte. ¿Qué has hecho?

–¿Hecho? –exclamó el hombre–. He hecho una reanimación boca a boca a la historia. Puedo arrojar mi Red y atrapar la cuadriga de Ben Hur o la barcaza de Cleopatra y causar estragos y soltar los galgos del tiempo.

Miró hacia abajo y acarició las brillantes configuraciones, observando los años perdidos, casi hablando consigo mismo.

–¿Sabes una cosa? Siempre he pensado que si aquella noche de 1865, más temprano, hubiera habido un incendio en el Teatro Ford, no existiría este tren fúnebre y la historia de América habría cambiado para siempre.

–¿Puedes repetir eso? –dije.

–Incendio –repitió Elmo–. En el Teatro Ford.

–Incendio –susurré, y entonces pensé: nunca gritas «fuego» en un teatro lleno. Pero ¿qué pasa si lo gritas en un tren teatro lleno?

De repente me puse a chillar.

–¡Hijos de puta!

Me arrojé hacia la puerta trasera del vagón y la abrí de golpe.

–¡Cabrones!

Tres docenas de abogados saltaron al oír mi chillido de vapor.

–¡Fuego! –grité–. ¡El Teatro Ford se incendia! ¡Fuego! –vociferé.

Y todos los que iban en el maldito y terrible tren me oyeron.

Las anticuadas puertas se abrieron de par en par. Las anticuadas ventanillas subieron de golpe, atestadas de gritos.

–¡Un momento! –gritó Green.

–¡No! –grité yo–. ¡Fuego, fuego!

Corrí desgañitándome de vagón en vagón, propagando las llamas.

–¡Fuego!

Y el pánico succionó a todo el mundo, sacándolo del tren.

La plataforma estaba repleta de víctimas y abogados enloquecidos, que garabateaban nombres y balbuceaban.

–Fuego –murmuré por última vez, y el tren quedó tan vacío como el consultorio de un dentista un mal mediodía.

Green se acercó tambaleándose, y esta vez parecía tener los pies hundidos en hormigón. Se lo veía pálido y parecía que no podía respirar.

–Da media vuelta al tren –dije.

–¿Qué?

Marty me llevó sobre montículos de naipes y puros cubanos sin encender.

–Da media vuelta –lloré–. Lleva el tren de vuelta a Washington Station, 1865, abril.

–No es posible.

–Acabáis de venir de allí. Volved, por Dios, volved.

–No hay billetes de regreso. Sólo podemos ir hacia adelante.

–¿Adelante? ¿A la MGM le queda aún alguna vía que no haya sido tapada por el asfalto? Métete en ella, como en 1932, deja a Louis B. Mayer, dile que Thalberg está vivo en el cuarto vagón hacia atrás y quizá Mayer tenga un infarto.

–¿Louie B.?

–También Harry Cahn –dije.

–Su estudio no es la MGM.

–Puede llamar un taxi o hacer dedo, pero nadie vuelve en este tren estúpido, idiota y cabrón.

–¿Nadie?

–A menos que quieras quedar enterrado en el Teatro Ford cuando de verdad encienda un fósforo y prenda fuego a todo.

La turba de abogados avanzaba gimoteando por la plataforma.

–Se están preparando para demandarte –dijo Green.

–Les venderé mi seguro de vida. Da marcha atrás.

El tren, como un enorme perro de hierro, se sacudió.

–Demasiado tarde. Tengo que irme.

–Dios mío, sí. Mira.

Todas las víctimas y abogados se afanaban por subir, y nadie se acordaba del estupido que había gritado «fuego».

El tren arrancó con un potente estruendo.

–Hasta luego –susurró Green.

–Adelante –dije, cansado–. ¿Quién es el próximo?

–¿Próximo?

–Con esta enorme y maldita Urdimbre Mortuoria. ¿A quién le toca que lo atrapen, lo gaseen y lo claven?

Green sacó un papel arrugado.

–A alguien llamado Lafayette.

–¿Alguien? ¡Qué estúpido, imbécil e inocente! ¿¡No sabes que Lafayette salvó nuestra Revolución a los veintiún años, que nos trajo cañones, barcos, uniformes, hombres!?

–Aquí no dice eso.

Green miró las notas.

–Lafayette era hijo adoptivo de Washington. Regresó a casa y le puso a su primogénito George Washington Lafayette.

–No apuntaron eso aquí –dijo Green.

–Volvió a los setenta años y desfiló por ochenta ciudades donde la gente puso su nombre a calles, parques y pueblos. Lafayette, Lafayette, Lafayette.

–¡Eh! –Green tocó la nota con el dedo–. Sí, la segunda gira de despedida de Lafayette.

El tren lanzó un grito asesino y las ruedas rechinaron los dientes.

–Te veo en Springfield. –Green saltó a la plataforma trasera–. En abril.

–¿Quién está contigo? –grité.

Green volvió la cabeza.

–Booth –gritó–. John Wilkes Booth. Pronuncia charlas desde su vagón-mirador.

–Pobre hijo de puta –mascullé.

Green me leyó los labios y repitió:

–Pobre h. de p.

Y el tren continuó avanzando.

Muerte de un hombre precavido

1946

Duermes sólo cuatro horas cada noche. Te acuestas a las once y te levantas a las tres y todo es claro como el agua. Comienzas entonces tu día, tomas un café, lees un libro durante una hora, escuchas la música y las conversaciones, lejanas e irreales, de las emisoras de radio antes del amanecer y quizá sales a dar un paseo, asegurándote siempre de llevar contigo el permiso especial de la policía. Te han detenido antes por caminar a horas inusuales y ha sido molesto, así que finalmente conseguiste un permiso especial. Ahora puedes caminar y silbar por donde quieres, las manos en los bolsillos, los talones golpeando el pavimento en un tempo lento, relajado.

Eso ha estado ocurriendo desde que tienes dieciséis años.

Ahora tienes veinticinco, y cuatro horas de sueño por noche son todavía suficientes.

Tienes pocos objetos del cristal en la casa. Te afeitas con una maquinilla de afeitar eléctrica, porque con la navaja a veces te cortas y no puedes permitirte sangrar.

Eres hemofílico. Comienzas a sangrar y no paras. Tu padre era igual... aunque él sólo sirvió de espantoso ejemplo. Se cortó en un dedo una vez, un corte bastante profundo, y murió camino al hospital a causa de la hemorragia. También había hemofílicos en la familia por el lado de tu madre, y por allí heredaste la enfermedad.

En el bolsillo interior derecho de la chaqueta llevas, siempre, un pequeño frasco con pastillas coagulantes. Si te cortas las tragas de inmediato. La fórmula del coagulante se propaga por tu cuerpo y le da los materiales necesarios para impedir la fuga de la sangre.

Así es tu vida. Sólo necesitas cuatro horas de sueño y te mantienes alejado de los objetos afilados. Cada día tuyo dura casi el doble del de un hombre cualquiera, pero tu esperanza de vida es corta, con lo que se produce una irónica compensación. Faltan horas para que llegue el correo de la mañana, así que tecleas cuatro mil palabras de un cuento en la máquina de escribir. A las nueve, cuando chasquea el buzón delante de tu puerta, apilas las hojas escritas a máquina, les pones un clip, revisas la copia y archivas todo bajo el título de NOVELA EN PROCESO. Después, fumando un cigarrillo, vas a buscar el correo.

Sacas lo que hay en el buzón. Un cheque de trescientos dólares de una revista nacional, dos notas de rechazo de publicaciones menores y una pequeña caja de cartón atada con un cordel verde.

Después de ojear las cartas te ocupas de la caja, la desatas, la abres y sacas lo que hay dentro.

–¡Maldición!

Sueltas la caja. Por tus dedos corre una rápida mancha roja. Algo brillante ha saltado en el aire con un movimiento cortante. Ha habido un zumbido de resorte metálico.

De tu mano herida, con suavidad y rapidez, empieza a manar la sangre. La miras un instante, miras el objeto afilado en el suelo, el pequeño y bestial artilugio con la hoja de afeitar incrustada en la trampa con resorte que ha se disparado al sacarla y te ha pillado desprevenido.

A tientas, temblando, metes la mano en el bolsillo, manchándote todo de sangre, y sacas el frasco de pastillas y tragas varias juntas.

Entonces, mientras esperas a que el medicamento haga

su efecto, envuelves la mano con un pañuelo y, cauteloso, levantas el artilugio y lo pones sobre la mesa.

Después de mirarlo durante diez minutos te sientas y te fumas con torpeza un cigarrillo, y los párpados te tiemblan y tu visión ablanda y endurece y vuelve a ablandar los objetos de la habitación, y finalmente tienes la respuesta.

... A alguien no le gusto... A alguien no le gusto nada...

Suena el teléfono. Atiendes.

–Habla Douglas.

–Hola, Rob. Soy Jerry.

–Ah, Jerry.

–¿Cómo estás, Rob?

–Pálido y tembloroso.

–¿Por qué?

–Alguien me ha enviado una hoja de afeitar en una caja.

–Me estás tomando el pelo.

–Hablo en serio. Pero no quieres enterarte.

–¿Cómo va la novela, Rob?

–No la terminaré si la gente me sigue enviando objetos afilados. La próxima vez espero recibir un florero sueco de cristal tallado. O un equipo de mago con un gran espejo plegable.

–Tienes una voz rara –dice Jerry.

–Me imagino. En cuanto a la novela, Gerald, todo va viento en popa. Acabo de escribir otras cuatro mil palabras. En esta escena muestro el gran amor de Anne J. Anthony por el señor Michael M. Horn.

–Te estás buscando problemas, Rob.

–Acabo de descubrirlo en este instante.

Jerry dice algo entre dientes.

–Mike no me tocaría, Jerry, al menos directamente –explicas–. Tampoco Anne. Después de todo, Anne y yo fuimos una vez novios. Eso fue antes de que descubriera lo que estaban haciendo. Las fiestas que organizaban, las jeringuillas que repartían, llenas de morfina.

–Quizá traten, de alguna manera, de frenar la publicación del libro.

–Te creo. Ya lo han hecho. Esta caja que acaba de llegar por correo. Bien, quizá no lo hicieron *ellos*, pero a algún otro, a alguna de las personas que menciono en el libro, se le puede haber ocurrido la idea.

–¿Has hablado últimamente con Anne? –pregunta Jerry.

–Sí –dices.

–¿Y ella sigue prefiriendo esa clase de vida?

–Es una vida desenfrenada. Cuando tomas ciertos narcóticos ves imágenes muy bonitas.

–Me cuesta creer eso de ella; no parece ese tipo de mujer.

–Es tu complejo de Edipo, Jerry. Para ti las mujeres nunca parecen mujeres. Parecen tallas de marfil asexuadas, bañadas, adornadas con flores y colocadas en pedestales rococó. Amaste excesivamente a tu madre. Yo, por fortuna, soy más ambivalente. Anne me engañó durante algún tiempo. Pero una noche se divertía tanto que pensé que se había emborrachado, y de repente me besó y me puso en la mano una jeringuilla diciendo: «Vamos, Rob, por favor. Te va a gustar». Y la jeringuilla estaba tan llena de morfina como Anne.

–Y allí se acabó todo –dice Jerry en el otro extremo de la línea.

–Allí se acabó todo –dices–. Así que he hablado con la policía y el Departamento de Narcóticos, pero hay una traba en alguna parte y tienen miedo de actuar. Si no es eso, la explicación sería que les pagan muy bien. Sospecho que un poco de las dos cosas. Siempre hay alguien en alguna parte de cualquier sistema que atasca la tubería. En la policía siempre hay alguien que acepta un poco de dinero como ganancia extra y daña el buen nombre del cuerpo. Es un hecho. Algo inevitable. Las personas son seres humanos. Yo también. Si no puedo limpiar la tubería de una manera, lo haré de otra. Esa función la cumplirá la novela que estoy escribiendo.

–Quizá te vayas con ella por el desagüe. ¿De veras crees que avergonzará tanto a los chicos de narcóticos que los llevará a actuar?

–Ésa es la idea.

–¿No te arriesgas a que te pongan una demanda?

–Ya me he ocupado de eso. Firmaré con mis editores un documento que los exima de toda culpa, diciendo que todos los personajes de esta novela son ficticios. Por lo tanto, si miento a los editores, ellos no tienen la culpa. Si me demandan, los derechos de la novela serán utilizados para pagar la defensa. Y tengo muchas pruebas. A propósito, es una magnífica novela.

–En serio, Rob, ¿alguien te ha enviado una hoja de afeitar en una caja?

–Sí, y ahí está mi mayor peligro. Es emocionante. No se atreverían a matarme de manera descarada. Pero si muriera a causa de mi despreocupación natural y de mis características sanguíneas heredadas, ¿quién podría culparlos? No serían capaces de cortarme el pescuezo. Eso sería muy evidente. Pero una hoja de afeitar, o un clavo, o el borde del volante de mi coche con alguna hoja incrustada… todo es muy melodramático. ¿Cómo vas con tu novela, Jerry?

–Despacio. ¿Qué te parece si almorzamos juntos?

–Buena idea. ¿En el Brown Derby?

–La verdad es que te estás buscando problemas. ¡Sabes muy bien que Anne come allí todos los días con Mike!

–Eso, Gerald, me estimula el apetito. Hasta luego.

Cuelgas. Ahora tu mano está bien. Silbas mientras la vendas en el cuarto de baño. Después revisas la hoja de afeitar. Una cosa primitiva. Ni siquiera había un cincuenta por ciento de probabilidades de que funcionara.

Estimulado por los acontecimientos de la mañana, te sientas y escribes otras tres mil palabras.

La manija de la puerta de tu coche ha sido limada, afilada como una hoja de afeitar durante la noche. Perdiendo sangre, vuelves a casa a buscar más vendas. Te tragas las pastillas. La hemorragia se corta.

Después de depositar los dos nuevos capítulos del libro en tu caja de seguridad del banco, subes al coche y vas a encontrarte con Jerry Walters en el Brown Derby. Parece tan eléctrico y pequeño como siempre, con esa barbilla oscura y ojos saltones detrás de unas gafas de cristales gruesos.

–Anne está dentro. –Te sonríe mostrando los dientes–. Y Mike está con ella. Mi pregunta es: ¿por qué queremos comer aquí? –La sonrisa se le congela cuando te mira, cuando mira tu mano–. ¡Necesitas un trago! Ven por aquí. Anne está en aquella mesa. Salúdala con la cabeza.

–La estoy saludando.

Miras a Anne, sentada a una mesa en un rincón, con un vestido deportivo de algodón entretejido con hilos de oro y plata, una gargantilla de bronce azteca alrededor del cuello bronceado. Su pelo tiene el mismo color de bronce. Junto a ella, detrás de un cigarro y de una nube de humo, está la figura más bien alta y enjuta de Michael Horn, que parece exactamente lo que es, un jugador, un especialista en narcóticos, sensualista por excelencia, amante de mujeres, dominador de hombres, usuario de diamantes y de calzoncillos de seda. No te gustaría estrecharle la mano. Esa manicura parece demasiado precisa.

Te sientas a comer una ensalada. La estás comiendo cuando Anne y Mike, después de tomar su cóctel, se acercan a tu mesa.

–Hola, tramposo –le dices a Mike Horn, con un poco de énfasis en la última palabra.

Detrás de Horn está su guardaespaldas, un joven de Chicago de veintidós años, llamado Berntz, con un clavel en la solapa de la chaqueta negra y el pelo negro engominado y los ojos un poco cerrados por los pequeños músculos que tiene en los rabillos, de manera que parece triste.

–Hola, Rob, querido –dice a Anne–. ¿Cómo va el libro?

–Muy bien, muy bien. Acabo de terminar un excelente capítulo sobre ti, Anne.

–Gracias, querido.

–¿Cuándo vas a dejar a este enorme duende sinvergüenza? –le preguntas, sin mirar a Mike.

–Después de matarlo –dice Anne.

Mike se ríe.

–Buen chiste. Ahora salgamos de aquí, pequeña. Estoy cansado de este imbécil.

Tiras al suelo un poco de cubertería. No se sabe cómo, caen muchos platos. Casi le pegas a Mike. Pero Berntz y Anne y Jerry se abalanzan sobre ti, así que te sientas, con la sangre latiéndote en los oídos, mientras la gente recoge cubiertos y cuchillos y te los da.

–Hasta luego –dice Mike.

Anne sale por la puerta como un péndulo de un reloj y te fijas en la hora. Mike y Berntz la siguen.

Miras la ensalada. Levantas el tenedor. Pinchas algo.

Te lo llevas a la boca.

Jerry te clava la mirada.

–Dios mío, Rob, ¿qué pasa?

No hablas. Sacas el tenedor de la boca.

–¿Qué pasa, Rob? ¡Escúpelo de una vez!

Lo escupes.

Jerry jura entre dientes.

Sangre.

Tú y Jerry salís del edificio Taft hablando ahora por señas. Tienes un pedazo de algodón en la boca. Hueles a antiséptico.

–Pero no veo cómo pudo hacerlo –dice Jerry. Gesticulas con las manos–. Sí, ya sé, la pelea en el Derby. La caída de un tenedor al suelo. –Gesticulas otra vez. Jerry explica la pantomima–. Mike o Berntz lo recogen, te lo dan, pero te lo cambian por un tenedor afilado.

Dices que sí con la cabeza, violentamente, sonrojándote.

–O quizá fue Anne –dice Jerry.

Niegas con la cabeza. Tratas de explicarle por señas que si Anne supiera eso, rompería de inmediato con Mike. Jerry no lo entiende y te mira a través de los gruesos cristales. Sudas.

La lengua es un mal sitio para un corte. Conociste una vez a un individuo que se hizo un corte en la lengua y la herida nunca le cicatrizó, aunque dejó de sangrar. ¡Imagínate lo que pasaría con un hemofílico!

Ahora gesticulas, forzando una sonrisa mientras subes al coche. Jerry bizquea, piensa y entiende.

–Ah. –Se echa a reír–. ¿Quieres decir que lo único que te falta ahora es una puñalada en el trasero?

Dices que sí con la cabeza, le estrechas la mano, arrancas.

De repente, la vida ya no es divertida. La vida es verdadera. La vida es una sustancia que te sale de las venas ante la menor invitación. Como sin querer, tu mano vuelve una y otra vez al bolsillo de la chaqueta donde guardas las pastillas. Las magníficas pastillas.

Es ahora cuando te das cuenta de que te siguen.

Giras a la izquierda en la primera esquina y piensas con rapidez. Un accidente. Sin sentido y sangrando. Inconsciente, nunca podrás tomar una dosis de esas valiosas pastillas que tienes en el bolsillo.

Pisas el acelerador. El coche avanza con estruendo y miras hacia atrás y el otro coche todavía te sigue, reduciendo la distancia. Un golpecito en la cabeza, el menor corte, y estás perdido.

Giras a la derecha en Wilcox, a la izquierda otra vez al llegar a Melrose, pero todavía te están pisando los talones. Sólo puedes hacer una cosa.

Paras el coche junto al bordillo, sacas las llaves, sales tranquilamente, caminas un poco y te sientas en el césped de una casa.

Cuando pasa el coche que te persigue, sonríes y saludas con la mano.

Mientras desaparece el coche, crees oír unas maldiciones.

Caminas el resto del trayecto hasta tu casa. Por el camino llamas a un taller y pides que busquen tu coche.

Aunque has estado siempre vivo, nunca has estado tan vivo como ahora: vivirás para siempre. Eres más inteligente que todos ellos juntos. Estás atento. No podrán hacer nada que tú no sepas ver y sortear de una u otra manera. Tienes toda esa fe en ti mismo. No puedes morir. Mueren otras personas, pero tú no. Tienes una fe total en tu capacidad de vivir. Nunca habrá una persona bastante lista para matarte.

Puedes comer llamas, atrapar balas de cañón, besar mujeres con antorchas por labios, palmear a los gángsteres en la barbilla. Ser como eres, con el tipo de sangre que tienes en el cuerpo, te ha hecho... ¿un jugador? ¿Un fanático del riesgo? Debe haber alguna manera de explicar tu malsano anhelo de peligro o casi peligro. Bueno, expliquémoslo de este modo. Atravesar sano y salvo cada experiencia debe de ser una extraordinaria caricia para el ego. Admítelo, eres una persona vanidosa, satisfecha de sí misma, con ideas morbosas de autodestrucción. Por supuesto, ideas secretas. Nadie admite abiertamente que desea morir, pero el deseo está allí, en alguna parte. El instinto de conservación y la voluntad suicida, tirando cada uno para su lado. El impulso suicida metiéndote en líos, el instinto de conservación sacándote de ellos. Y cada vez que sales, entero e intacto, y ves que esa gente se retuerce y hace muecas, la detestas y te burlas de ella. Te sientes superior, divino, inmortal. Ellos son inferiores, cobardes, seres comunes y corrientes. Y te sientes más que molesto al pensar que Anne te prefiere menos que a sus narcóticos. Le resulta más estimulante la aguja. ¡Maldita sea! Al mismo tiempo, a ti también te resulta estimulante... y peligrosa. Pero alguna vez te arriesgarás con ella, en cualquier momento, sí, en cualquier viejo momento...

Son de nuevo las cuatro de la mañana. Tienes la máquina

de escribir debajo de los dedos cuando suena el timbre. Te levantas y vas a contestar en el silencio total que precede al amanecer.

Lejos, del otro lado del universo, su voz dice:

–Hola, Rob. Anne. ¿Acabas de levantarte?

–Exacto. Ésta es tu primera visita en varios días, Anne.

Abres la puerta y ella entra oliendo bien.

–Estoy cansada de Mike. Me da asco. Necesito una buena dosis de Robert Douglas. Estoy cansada de verdad, Rob.

–Parece que es cierto. Te compadezco.

–Rob...

Una pausa.

–¿Sí?

Una pausa.

–Rob... ¿podríamos escaparnos mañana? Quiero decir, hoy... esta tarde. A algún lugar de la costa, tirarnos al sol y dejar que nos broncee. Lo necesito, Rob, mucho.

–Supongo que sí. Claro. Sí. ¡Claro que sí!

–Me gustas, Rob. Lo único que me desagrada es que estés escribiendo esa maldita novela.

–Si te has liberado de esa mafia, es posible que la interrumpa –dices–. Pero no me gustan las cosas que te has hecho. ¿Mike te ha dicho lo que me está haciendo?

–¿Él te está haciendo algo, cariño?

–Está tratando de desangrarme. Lo digo literalmente. Conoces a Mike a fondo, ¿no es así, Anne? Pusilánime y asustadizo. También Berntz, si vamos al caso. No es la primera vez que veo ese comportamiento, haciéndose el duro para tapar su cobardía. Mike no quiere matarme. Le asusta matar. Cree que con asustarme basta. Pero yo voy a seguir adelante porque no creo que él tenga el coraje necesario para llegar al final. Me parece que antes que matar a alguien prefiere tomarse una dosis de algo. Conozco a Mike.

–¿Y a mí me conoces, cariño?

–Creo que sí.

–¿Muy bien?

–De sobra.

–Puedo matarte.

–No te atreverías. Te gusto.

–También me gusto yo –ronronea ella.

–Siempre fuiste rara. Nunca comprendí, ni comprendo, tu forma de ser.

–Instinto de supervivencia.

Le ofreces un cigarrillo. La tienes muy cerca. Haces un gesto de aprobación.

–Una vez te vi arrancar las alas a una mosca.

–Fue interesante.

–¿Disecabas gatitos de biberón en la escuela?

–Con placer.

–¿Sabes lo que te hace la droga?

–También eso me da placer.

–¿Y esto?

Estáis tan cerca que basta con un movimiento para juntar las caras. Los labios son tan buenos como parecen. Cálidos y activos y suaves.

Ella te aparta un poco.

–También sé disfrutar de esto –dice.

La aprietas contra tu cuerpo, los labios se tocan de nuevo y cierras los ojos.

–Maldita sea –dices, apartándote.

Su uña se te ha clavado en el cuello.

–Lo siento, querido. ¿Te he hecho daño? –pregunta ella.

–Todos quieren participar –dices. Sacas el frasco preferido y echas en la mano un par de pastillas–. Dios mío, mujer, qué manera de apretar. Trátame bien desde ahora. Soy delicado.

–Lo siento, me he olvidado –dice ella.

–Eso es muy halagador. Pero si sucede cuando te beso, no quiero ni pensar lo que pasaría si fuera un poco más lejos. Espera.

Más vendas en tu cuello. La besas de nuevo.

–Calma, cariño. Iremos a la playa y te daré una charla sobre lo nocivo que es andar con Michael Horn.

–Diga lo que diga ¿tú seguirás con la novela, Rob?

–Ya está tomada la decisión. ¿Por dónde íbamos? Ah, sí.

Otra vez los labios.

Estacionas el coche encima de un acantilado abrasado por el sol poco después del mediodía. Anne corre delante y baja por las escaleras de la madera los setenta metros que la separan del pie del acantilado. El viento le levanta el pelo castaño dorado, y con ese traje de baño azul tiene una figura esbelta. Pensativo, la sigues. Estás lejos de todo. Han desaparecido los pueblos, la carretera está vacía. Abajo, la playa es amplia, árida, con grandes losas de granito derribadas y bañadas por las olas. Se oyen chillidos de aves zancudas. Miras a Anne, que baja delante. «Qué tonta», piensas.

Paseas con ella del brazo y dejas que el sol te entre en el cuerpo. Crees que ahora todo es limpio y bueno, durante algún tiempo. Toda vida es limpia y fresca, incluso la vida de Anne. Quieres hablar, pero tu voz suena rara en ese silencio salado, y de todos modos todavía te duele la lengua a causa de aquel tenedor afilado.

Caminas por el agua y Anne recoge algo.

–Un percebe –dice–. ¿Recuerdas los viejos tiempos, cuando te zambullías con tu casco de borde de caucho y tu tridente?

–Los viejos tiempos.

Piensas en el pasado, en Anne y en ti mismo y en las cosas que solíais hacer juntos. Viajar por la costa. Pescar. Submarinismo. Pero ya entonces era una criatura extraña. No tenía ningún problema para matar langostas. Disfrutaba limpiándolas.

–Qué temerario eras, Rob. De hecho, no has cambiado. Te arriesgabas a sacar orejas de mar cuando esos moluscos te podían cortar gravemente. Afilados como hojas de afeitar.

–Lo sé –dices.

Anne lanza el percebe, que aterriza cerca de los zapatos que te has sacado. Al volver lo esquivas, cuidándote de no pisarlo.

–Podríamos haber sido felices –dice ella.

–Es agradable pensar eso, ¿verdad?

–Ojalá cambiaras de idea –dice.

–Demasiado tarde –dices tú.

Ella deja escapar un suspiro.

Una ola muere en la orilla.

No te asusta estar aquí con Anne. Ella no puede hacerte nada. Puedes manejarla. De eso estás seguro. No, éste será un día fácil, relajado, sin acontecimientos. Estás alerta, preparado para cualquier contingencia.

Te tumbas al sol y el sol te entra en los huesos y te afloja por dentro y te moldea ajustándote a los contornos de la arena. Anne está a tu lado, y el sol le dora la nariz y le brilla en las gotitas de sudor que le cubren la frente. Habla con alegría de cosas triviales y tú estás fascinado con ella; ¿cómo puede ser tan hermosa y gustarle un trozo de serpentina tirado en tu camino, y ser, en algún recóndito pliegue al que no puedes llegar, tan mala y tan insignificante?

Te acuestas boca abajo y la arena está caliente. El sol es caliente.

–Te vas a quemar –dice ella por último, riendo.

–Supongo que sí –dices. Te sientes muy listo, muy inmortal.

–A ver, deja que te ponga un poco de aceite en la espalda –dice ella, abriendo el rompecabezas chino que es su brillante bolso de charol. Muestra un frasco de aceite amarillo puro–. Esto se interpondrá entre tu piel y el sol –dice–. ¿De acuerdo?

–De acuerdo –dices. Te sientes muy bien, muy superior.

Ella te unta como a un cerdo en un asador. El frasco está suspendido encima de tu cuerpo, y se derrama en los pequeños huecos de tu columna, un líquido amarillo y brillante y fresco. La mano de ella se abre y te masajea la espalda. Acostado, ronroneando, los ojos cerrados, miras las pequeñas burbujas azules y amarillas que danzan contra los párpados mientras ella vierte más líquido y ríe y te da masajes.

–Ya me siento más fresco –dices.

Ella te sigue dando masajes durante un minuto o más, después para y, callada, se sienta a tu lado. Pasa un largo rato y tú, allí tendido, cocido en un horno de la arena, no quieres moverte. De repente el sol no es tan caliente.

–¿Tienes cosquillas? –pregunta Anne, detrás de tu espalda.

–No –dices, mientras se te dibuja una sonrisa.

–Tienes una espalda preciosa –dice ella–. Me encantaría hacerle cosquillas.

–Adelante –dices.

–¿Tienes cosquillas aquí? –pregunta ella.

Sientes en la espalda un movimiento soñoliento y lejano.

–No –dices.

–¿Aquí? –pregunta ella.

No sientes nada.

–Ni siquiera me estás tocando –dices.

–Una vez leí un libro –dice ella– donde se decía que las zonas sensoriales de la espalda están tan poco desarrolladas que la mayoría de las personas no sabían con exactitud dónde las tocaban.

–Tonterías –dices–. Tócame. Empieza. Ya te diré.

Sientes tres movimientos largos en la espalda.

–¿Y…? –pregunta ella.

–Me has hecho cosquillas debajo de un omóplato, recorriendo una distancia de doce centímetros. Lo mismo debajo del otro omóplato. Y después por la columna vertebral. ¿Qué te parece?

–Muy listo. Me rindo. Eres demasiado bueno. Necesito un cigarrillo. Maldita sea, se me han acabado. ¿Te importa si corro hasta el coche y traigo más?

–Voy yo –dices.

–Olvídate. –Ella ha echado a andar por la arena. Perezoso, soñoliento, en esa atmósfera cada vez más caliente, miras cómo corre. Te parece un poco raro que lleve el bolso y el frasco con el líquido. Mujeres. Pero a pesar de todo no puedes dejar de ver que es hermosa corriendo. Sube por los escalones de madera, se vuelve y saluda con la mano y sonríe. Tú le devuelves la sonrisa y mueves la mano ensayando un breve y perezoso saludo–. ¿Hace calor? –grita.

–Estoy empapado –le contestas, perezoso.

Sientes el sudor que se te arrastra por el cuerpo. Ahora tienes el calor dentro y te hundes en él como en un baño. Sientes que el sudor te baja en torrentes por la espalda, débil y lejano, como un reguero de hormigas. Aguanta. Aguanta. Hileras de sudor te corren por las costillas y por el estómago, haciéndote cosquillas. Ríes. Dios mío, cuánto sudor. Nunca en tu vida has sudado tanto. El olor del aceite que te ha puesto Anne es ahora dulzón en el aire caliente. Qué sopor, qué sopor.

Te sobresaltas. Tu cabeza se levanta de golpe.

En lo alto del acantilado arrancan el coche, meten una marcha y ahora, mientras miras y Anne te saluda con la mano, el coche refleja el sol, gira y se aleja rumbo a la carretera.

Así, sin más.

–¡Eh, pequeña bruja! –gritas malhumorado. Empiezas a levantarte.

No puedes. El sol te ha debilitado. La cabeza te da vueltas. Maldita sea. Has estado sudando.

Sudando.

Hueles algo nuevo en el aire caliente. Algo tan conocido e intemporal como el olor de la sal del mar. Un olor caliente, dulce, enfermizo. Un olor que es todo el terror del mundo para ti y para todos los de tu misma condición. Gritas y te levantas tambaleándote.

Llevas puesta una capa, una prenda escarlata. Se aferra a tus muslos, y mientras la miras te cubre el vientre y se te extiende por las piernas y los tobillos. Es roja. El rojo más rojo de la tabla de colores. El rojo más puro, más precioso, más terrible que hayas visto jamás, extendiéndose y creciendo y latiendo por todo tu cuerpo.

Te aprietas la espalda. Articulas palabras sin sentido. Tus manos se cierran sobre tres largas heridas abiertas debajo de los omóplatos.

¡Sudor! Pensabas que sudabas. ¡Y era sangre! ¡Allí tendido, pensabas que era sudor, y te reías y disfrutabas!

No sientes nada. Tus dedos escarban con torpeza, débilmente. No sientes nada en la espalda. Es insensible.

–*A ver, deja que te ponga un poco de aceite en la espalda* –dice Anne, allá lejos, en la reluciente pesadilla de tu memoria–. *Te vas a quemar.*

En la orilla rompe una ola. En el recuerdo ves el largo chorro amarillo de líquido que te cae en la espalda desde los encantadores dedos de Anne. Sientes cómo te hace masajes.

Narcótico disuelto. Novocaína o cocaína o algo similar en una solución amarilla que, cuando se te pega un rato a la espalda, te embota los nervios. ¿Acaso Anne no lo sabe todo acerca de los narcóticos?

La dulce, la encantadora Anne.

–*¿Tienes cosquillas?* –vuelve a preguntar Anne dentro de tu mente.

Te dan arcadas. Y en tu mente líquida, ensangrentada, resuena tu respuesta: *No. Adelante. Adelante. Adelante... Adelante, hazme cosquillas, Anne J. Anthony, encantadora dama. Adelante.*

Con un magnífico caparazón de percebe.

Te zambullías para pescar orejas de mar y te raspaste la espalda en una roca, produciéndote cortes profundos con un racimo de percebes afilados como hojas de afeitar. Sí, eso es. Submarinismo. Accidente. Qué buen montaje.

La dulce y encantadora Anne.

¿O, querida mía, te has hecho afilar las uñas con una piedra?

El sol te estalla en el cerebro. La arena empieza a derretirse debajo de tu cuerpo. Tratas de encontrar los botones para quitarte esa prenda roja. Aturdido, tanteando a ciegas, buscas los botones. No hay ninguno. La prenda no se va. *Qué ridículo*, piensas, *qué absurdo. Qué ridículo que te descubran con esa ropa interior larga y roja. Qué ridículo.*

Debe haber una cremallera en alguna parte. Si se cerraran esos tres largos cortes, la sustancia roja que brota de tu cuerpo dejaría de salir. Tú, el hombre inmortal.

Los cortes no son demasiado profundos. Si pudieras encontrar a un médico. Si pudieras tomar las pastillas.

¡Las pastillas!

Caes hacia adelante sobre la chaqueta y buscas en un bolsillo y después en otro y después en otro, y le das vuelta del revés y arrancas el forro y gritas y chillas y cuatro olas llegan y embisten la orilla a tus espaldas, como trenes que pasan rugiendo. Y repasas otra vez los bolsillos vacíos, esperando que haya faltado uno. Pero no hay nada más que pelusa, una caja de fósforos y dos resguardos de entradas para el teatro. Sueltas la capa.

–¡Vuelve, Anne! –gritas–. ¡Vuelve! Hay cincuenta kilómetros hasta la ciudad, hasta un médico. No puedo caminar esa distancia. No tengo tiempo.

Desde el fondo del acantilado miras hacia arriba. Ciento catorce escalones. El acantilado es escarpado y resplandece al sol.

No queda más remedio que subir los escalones.

«Cincuenta kilómetros hasta la ciudad», piensas. «Bueno, ¿qué son cincuenta kilómetros?»

Qué día más espléndido para caminar.

El signo del gato

2003

No todas las noches, al circular por Millpass, la ruta 9 californiana, esperas divisar un gato en el carril central.

En realidad, no todas las noches encuentras un gato así en una carretera de poco tráfico, un gato que más parecía un gatito abandonado.

Sin embargo, allí estaba la pequeña criatura, limpiándose con afán, cuando sucedieron dos cosas:

Un coche que viajaba hacia el este a gran velocidad se detuvo.

Al mismo tiempo, un descapotable mucho más rápido, que iba hacia el oeste, casi reventó los neumáticos al parar en seco.

Las puertas de ambos coches se abrieron al unísono.

El pequeño animal siguió allí tranquilo mientras de un lado llegaba el golpeteo de unos tacones altos y del otro el aporreo de unos zapatos de golf.

Casi chocando por encima de la criatura que se estaba lamiendo, un joven guapo y una joven más que guapa se inclinaron y alargaron el brazo.

Las dos manos tocaron el gato al mismo tiempo.

El gato era una bola caliente y redonda de terciopelo con bigotes entre los que miraban dos grandes ojos amarillos y asomaba una lengua pequeña y rosada.

El gato ensayó una tardía expresión de sorpresa mientras

ambos viajeros miraban dónde habían puesto las manos sobre aquel cuerpo.

–¡No, no hagas eso! –exclamó la joven.

–¿Que no haga *qué*? –exclamó el joven.

–¡Suelta mi gato!

–¿Desde cuándo es tuyo?

–Yo he llegado primero.

–Hemos llegado al mismo tiempo.

–No.

–Sí.

Él tiró de la parte trasera y ella de la delantera y de repente el gato *maulló.*

Los dos lo soltaron.

Al instante, volvieron a aferrar la hermosa criatura; esta vez la joven se apoderó de la parte trasera y el joven de la delantera. Se miraron fijamente un largo rato, tratando de encontrar las palabras justas.

–Yo adoro los gatos –explicó por fin ella, sin poder sostener la mirada del joven.

–Yo también –exclamó él.

–No levantes la voz.

–Nadie me oye.

Miraron hacia ambos lados de la carretera. No había tráfico. Ella pestañeó observando el gato, como si tratara de encontrar alguna revelación.

–Mi gato murió.

–También el mío –respondió él.

Eso hizo que aflojaran la presión sobre el animal.

–¿Cuándo? –preguntó ella.

–El lunes –contestó él.

–El viernes pasado –dijo ella.

Reacomodaron las manos sobre la pequeña criatura; ahora, más que apretarla, la tocaban.

Se produjo un incómodo silencio.

–Bueno –dijo él por último.

–Sí, bueno –dijo ella.

–Lo siento –dijo él sin convicción.

–Yo también –dijo ella.

–¿Qué hacemos? No podemos quedarnos aquí para siempre.

–Parece –dijo ella– que a los dos nos falta algo.

–Yo escribí un artículo para *Cat Fancy* –dijo él por decir algo.

Ella lo miró con más intensidad.

–Yo presidí una exposición de gatos en Kenosha –comentó ella.

Se levantaron, angustiados por el nuevo silencio.

Un coche pasó rugiendo a su lado. Se apartaron de un salto y, cuando el coche hubo desaparecido, ambos seguían sujetando a la maravillosa criatura, apartándola del peligro.

Él miró hacia un extremo de la carretera.

–Por allá hay una cafetería. Veo las luces. ¿Por qué no vamos a tomar un café y a discutir el futuro?

–No hay futuro sin mi gato –dijo ella.

–Tampoco sin el mío. Vamos. Sígueme.

Él quitó el gatito de las manos de la joven.

La joven lanzó un grito y trató de recuperar el animal.

–Está bien –dijo él–. Sígueme.

Ella retrocedió, subió al coche y lo siguió por la carretera.

Entraron en la cafetería vacía, se sentaron en un reservado y pusieron el gatito sobre la mesa entre ellos.

La camarera los miró y miró el gatito, se marchó, volvió con un platillo lleno de crema y con una amplia sonrisa lo puso en la mesa. Comprendieron que estaban en presencia de otra amante de los gatos.

El gato empezó a lamer la crema mientras la camarera traía el café.

–Bueno, aquí estamos –dijo el joven–. ¿Cuánto va a durar esto? ¿Vamos a hablar toda la noche?

La camarera seguía allí delante.

–Lo siento, estamos a punto de cerrar –dijo.

Llevado por un impulso, el joven dijo:

–Mírenos.

La camarera los miró.

–Si fuera a darnos este gatito a uno de los dos –dijo–, ¿a quién se lo daría?

La camarera estudió a la joven y después al joven.

–Gracias a Dios, no soy Salomón. –Preparó la cuenta y la dejó sobre la mesa–. Como ven, todavía hay gente que lee la Biblia.

–¿Existe por aquí algún otro sitio adonde podamos ir a hablar? –dijo el joven.

La camarera señaló con la cabeza hacia la ventana.

–Hay un hotel allá abajo. No les molestan las mascotas.

Eso hizo que los dos jóvenes casi saltaran de la silla.

Diez minutos más tarde entraban en el hotel.

Al echar una ojeada vieron que la barra ya estaba a oscuras.

–Qué estúpido es todo esto –dijo ella–, dejarme traer aquí por la propiedad de mi gato.

–Todavía no es tuyo –dijo el joven.

–No falta mucho –dijo ella mirando hacia la recepción.

–Muy bien. –El joven levantó el gato–. Este gatito te protegerá. Quedará entre tú y yo.

Llevó el gatito al mostrador, donde el encargado le echó una mirada y puso una llave sobre el libro de firmas y les dio un bolígrafo. Cinco minutos más tarde vieron cómo el gatito corría feliz entrando en el cuarto de baño de la habitación.

–¿Alguna vez –dijo el joven, pensativo–, al ir en un ascensor, te has negado a hablar del tiempo, y has contado en cambio una historia sobre tu gato preferido? Al llegar al último piso, de los compañeros de viaje brota una rara mezcla de sonidos.

En ese momento el gatito regresó a la habitación.

El gatito saltó a la cama y se acomodó en el medio de una almohada en el centro de la cama.

–Es exactamente lo que yo iba a sugerir –dijo el joven al ver eso–. Si necesitamos descansar mientras hablamos, dejemos que el gato ocupe el centro de la cama mientras nos quedamos acostados a los lados, vestidos, discutiendo el problema. El primero hacia el que se mueva el gato, eligiéndolo como futuro dueño, se lo lleva. ¿De acuerdo?

–Te guardas un as en la manga –dijo ella.

–No –dijo él–. Aquel hacia el que vaya el gato será su dueño.

El gato, en la almohada, estaba casi dormido.

El joven trataba de pensar en algo que decir porque la enorme cama estaba desocupada, salvo por el animalito soñoliento. De repente se le ocurrió algo y lo dijo por encima de la cama.

–¿Cómo te llamas? –preguntó.

–¿Qué?

–Bueno –dijo el joven–, si vamos a discutir por mi gato hasta el amanecer…

–¡Hasta el amanecer! ¡Qué tonterías dices! Quizá hasta medianoche. Querrás decir *mi* gato. Catherine.

–¿Perdón?

–Te parecerá un nombre tonto, pero me llamo Catherine.

–No me digas el apodo.

El joven casi soltó una carcajada.

–No te lo diré. ¿Y tú cómo te llamas?

–No lo creerás. Tom.

Hizo un gesto con la cabeza.

–He conocido a una docena de gatos con ese nombre.

–No vivo de él.

El joven probó la cama como si fuera un baño caliente, esperando.

–Tú puedes quedarte ahí de pie si quieres, pero yo…

El joven se acomodó en la cama.

El gatito seguía dormitando.

–¿Y bien? –dijo él con los ojos cerrados.

Ella se sentó, y después se recostó en el otro extremo, preparada para caer.

–Así está mejor. ¿Por dónde íbamos?

–Estábamos tratando de demostrar quién de nosotros merece llevarse a casa a *Electra.*

–¿Has bautizado al gato?

–Un nombre neutro, basado en la personalidad, no en el sexo.

–Entonces ¿no has mirado?

–Ni miraré. *Electra.* Continúa.

–¿Mi alegato de propiedad? Bueno.

El joven hurgó en el espacio detrás de los párpados.

Se quedó un instante mirando el techo y después dijo:

–Qué rara relación tenemos con los gatos. Cuando era niño, mis abuelos nos ordenaron a mí y a mis hermanos que ahogáramos una camada de gatitos. Salimos y ellos obedecieron, pero yo no aguanté aquello y me escapé.

Hubo un largo silencio.

Ella miró el techo y dijo:

–Gracias a Dios.

Hubo otro silencio y entonces él dijo:

–Algo más raro pero mejor ocurrió hace unos años. Fui a una tienda de animales en Santa Mónica, buscando un gato. Tendrían allí veinte o treinta, de todo tipo. Yo miraba alrededor y la vendedora señaló uno y dijo: «Ése sí que necesita ayuda». Observé el gato, que tenía aspecto de haber sido metido en una lavadora. «¿Qué pasó?», pregunté. «Ese gato perteneció a alguien que le pegaba, así que se asusta de todo el mundo», dijo la mujer. Miré el animalito a los ojos y tomé la decisión: «Me lo llevaré». Agarré el gato, que estaba aterrado, y me fui con él a casa, y al soltarlo corrió al sótano, de donde no quería salir. Tardé más de un mes, bajando y dejando comida y leche, en conseguir que volviera, escalón a escalón. Y entonces se hizo amigo mío. Qué historias diferentes tenemos, ¿verdad?

–¡Caramba! –dijo la joven–. Claro que sí.

Ahora la habitación estaba oscura y muy silenciosa. El gatito seguía acostado en la almohada entre ellos, y los dos miraron para ver cómo estaba.

Estaba profundamente dormido.

Los dos se quedaron boca arriba, estudiando el techo.

–Necesito decirte algo –admitió ella un rato después–, algo que he estado posponiendo porque parece una petición especial.

–¿Petición especial? –preguntó él.

–Bueno –dijo ella–, en casa, en este mismo momento, tengo un trozo de tela que he cortado y cosido para mi gatito que murió hace una semana.

–¿Qué clase de tela es ésa? –preguntó el joven.

–Es... –dijo ella–. Es un pijama para gato.

–Ay, Dios mío –exclamó él–. Has ganado. Este pequeño animal es tuyo.

–¡No, claro que no! –exclamó ella–. No es justo.

–Cualquier persona –dijo el joven– que fabrique un pijama para ponérselo a un gato merece ser el ganador de la competición. Este individuo es tuyo.

–No puedo hacer eso –dijo la joven.

–Ha sido un placer –dijo él.

Se quedaron un largo rato en silencio.

–La verdad es que no eres tan malo –dijo ella al fin.

–¿Tan malo como qué?

–Como pensé cuando te vi por primera vez.

–¿Qué es ese sonido? –preguntó él.

–Me parece que estoy llorando –dijo ella.

–Durmamos un rato –sugirió él por último.

La luna bajó por el techo.

Salió el sol.

Él estaba acostado en su lado de la cama, sonriendo.

Ella estaba acostada en su lado de la cama, sonriendo.

El gatito descansaba sobre la almohada entre ellos.

Por fin, mirando la luz del sol en la ventana, la joven preguntó:

–¿El gatito se ha movido hacia algún lado para señalar a cuál de los dos va a pertenecer?

–No –dijo el joven, sonriendo–. El gato no se ha movido. Pero *tú* sí.

Triángulo

1951

Se probó tres vestidos y ninguno le sentaba bien. En ese momento pertenecían a alguna otra persona. La excitación le cambiaba el color de tal manera que ninguna de sus prendas le combinaba. El rubor le dilataba tanto la carne esbelta que todo parecía encorsetado. Entonces se le derramó el polvo en el suelo, como nieve, y se pintó los labios al revés y pestañeó ante el espejo como si hubiera visto un fantasma.

–Dios mío, Lydia. –Helen estaba de pie en el umbral–. No es más que un hombre.

–Es John Larsen –dijo Lydia.

–Peor aún. El pelo no le encaja bien en la cabeza, tiene brazos demasiado largos, boca fina, ojos de ardilla y no me llega ni *aquí.*

Lydia estaba llorando.

Se miró las lágrimas en el espejo.

–Lo siento –dijo Helen–. Pero la verdad es que ese hombre es un tonto.

–¡Helen!

–Ocurre que eres mi hermana menor.

–Pienso que él es Dios.

–Deja de llorar. Si consideras que alguien es Dios, es Dios. Pero ahora que han muerto nuestros padres, yo soy tu madre, y quiero lo mejor para ti. He tenido suficientes experiencias con los hombres para saber que todos son estúpidos y mentirosos. Personajes de carnaval... Monos, payasos y músicos de pacotilla.

Lydia estaba perdida en un sueño estival.

–Pienso que es amable, guapo y buena persona. Nos saluda en la calle levantando el sombrero. Nunca ha venido a nuestra casa, ¿verdad? Nunca ha matado una mosca. Y entonces, de repente, me llama hoy por teléfono para decirme que le gustaría pasar una hora a verme. Estaba tan feliz que he llorado toda la tarde. Durante años he querido llamarlo. Lo veo delante de la cigarrería desde que tenía dieciséis años, y ya han pasado veinte, y siempre he querido detenerme y decir, te amo, John, sácame de todo esto, quiero que seas mío. Pero nunca me detuve. Y ¿sabes una cosa? De vez en cuando, en estos últimos años, cuando tú y yo pasábamos por delante de él, me parecía notar algo en su mirada, como si también él se fijara en mí. Pero lo único que hacía siempre era sonreír y levantar el sombrero.

–Los hombres se enseñan esa clase de trucos. Tienen fachada de palacio pero por detrás no son más que un escusado de estuco. Recupera la cara que tenías y ponte algo verde que haga juego con el rubor de tu tez.

–No quería ponerme tan colorada. –Miró la vieja boca en el pañuelo doblado–. Helen, Helen, ¿tú sentías lo mismo, hace diez años, cuando te enamoraste de Jamie Josephs?

–La ropa de mi cama era cenizas cada mañana.

–¡Ay, Helen!

–Pero entonces descubrí que practicaba ese juego de los tres cubiletes que ves en los circos. Quería que me dejara llevar por la intuición y apostara todo. Yo era joven. Hice lo que me pedía. Aposté a que si actuaba con libertad, cuando llegara el momento sabría dónde encontrarlo. Pero al llegar el momento levanté uno de los tres cubiletes y Jamie no estaba allí. Se había ido con su numerito calle arriba y se había marchado del pueblo. ¿*Alguna* mujer habrá encontrado a Jamie?

–¡No hablemos de eso! ¡Seamos felices esta noche!

–Tú sé feliz siendo feliz. Yo seré feliz siendo cínica, y veremos quién es más feliz a la larga.

Lydia pintó una nueva boca y la hizo sonreír.

Era una tierna noche de septiembre, y el primer fuego humeante empezaba a apoderarse de los arces que rodeaban la vieja casa. Lydia flotaba en la cavernosa sala, con las luces apagadas, sólo su cara una linterna rosada para verlo de lejos, como una figura de un melodrama, antes de que él apareciera por la esquina e hiciera crujir secamente las hojas de la acera. Lo oyó silbar en la calle una canción otoñal. Se apresuró a repasar sus discursos, y de repente las palabras eran una estrujada serie de cartas a su propio espíritu y a su propia carne, llevadas de un lado para otro en la mente, empezadas pero nunca terminadas. Se echó a llorar de nuevo, y eso hizo que sus preciadas palabras se volvieran desdibujadas y borrosas; las corteses instrucciones a las manos y a los pies para la puesta en escena corrían el peligro de perderse para siempre. Detuvo el proceso dándose una bofetada en una mejilla. Ahora él subía por la escalera de la calle silenciosa, ahora tocaba el timbre plateado, quitándose el sombrero de paja, un poco inadecuado ya para la estación, y carraspeaba tres veces, un cliente que exige atención a un empleado distraído. Murmuró algo entre dientes, como si también él estuviera reordenando desastrosamente el texto de su papel.

–¡Buenas noches!

John Larsen retrocedió como si hubiera recibido un tiro en la cara. Estupefacta por el sonido de la propia voz que de repente le había salido de la boca como una explosión, Lydia sólo atinó a tambalearse en la puerta hasta que el hombre que tenía delante buscó su sonrisa y la usó. Entonces, de algún modo, ella abrió la puerta y salió al porche.

–Qué noche más agradable –dijo–. Sentémonos en el columpio.

–Muy bien –dijo John Larsen, y se sentaron en el columpio secreto, oculto por la parra a la mirada del pueblo. La ayudó por el codo a subir, y donde la tocó quedó una marca humeante que dolía y prometía dejar una cicatriz para toda la vida.

Aturdida, se sentó; el mundo se movía hacia un lado y hacia otro, y pensó que estaba mareada, y entonces descubrió que era el columpio que la llevaba y la traía con ese hombre todavía callado, haciendo desvalidamente girar el sombrero entre las manos, leyendo la etiqueta del número con ojos pequeños, leyendo la marca y el viejo detalle del precio. Sobre las rodillas del hombre, el sombrero parecía un mueble de mimbre. No paraba de hurgar en él en busca de sus primeras palabras y de repente, desorientado, levantó la mirada como si fuera a levantarse y echar a correr. En algún sitio entre la acera y ese lugar había perdido las notas.

En la rugiente antorcha de su rostro, en la carne bronceada por la sangre, en los huesos doloridos por el calor, Lydia sintió que su boca hinchada decía:

–Es un placer verlo, señor Larsen.

–Ah, llámeme John –respondió él antes de empujar con los zapatos el columpio que ahora, con voces demoníacas, chirriaba al moverse.

–Esperábamos que algún día viniera a vernos –dijo Lydia, y entonces comprendió que eso era mucho decir.

–¿De veras, lo dice en serio?

El hombre se volvió hacia ella con placer infantil, así que lo que ella había dicho estaba bien.

–Sí, hemos dicho muchas veces que nos gustaría que pasara por aquí.

–Me alegro –dijo él, sentado en el borde del columpio–. Esta noche he venido a hablar de algo muy importante.

–Me doy cuenta.

–¿En serio? ¿Lo ha adivinado?

–Creo que sí.

–Hace mucho que las conozco a las dos, y podría haber

hablado en la calle –dijo el hombre–. Las he visto pasar juntas muchas veces. Y nunca he podido armarme de valor...

–Para preguntar si podía venir a esta casa.

–Exacto. Hasta esta noche. Y hoy he tenido suficiente valor. ¿Sabe por qué? Hoy cumplo treinta y cuatro años. Y me he dicho, John Larsen, estás envejeciendo. Has nadado demasiado tiempo contra la corriente, has viajado mucho. Basta de vida alegre. Es hora de sentar cabeza. ¿Y qué mejor lugar para sentar cabeza que Green Town, tu propio pueblo natal, donde hay cierta chica, hermosa de verdad, que quizá nunca se ha fijado en ti...?

–Se ha fijado... –dijo Lydia, evasiva.

John Larsen parecía aturdido y feliz.

–¡Nunca lo soñé!

Se recostó en el columpio, sonriendo.

–De todas formas, me he dicho, tienes que ir a visitarla. Hacer que te conozca. Decirle lo que te pasa. Nunca me atreví. Las mujeres, las mujeres que uno busca, pueden ser tan hermosas y distantes, tan intocables. Y yo soy un cobarde. Un verdadero cobarde con las mujeres. Con las mujeres que me interesan. Entonces ¿qué me sugiere? Tenía que venir a verla a usted primero, a hablar con usted, a planear las cosas, a ver si me puede ayudar.

–¿Primero? –dijo Lydia–. ¿Ayudarle? ¿Planear las cosas?

–Sí, porque su hermana es preciosa –dijo John Larsen–. Alta y pálida. La veo como un lirio blanco. De los de tallo largo. Tan majestuosa y seria y hermosa. La he visto pasar a mi lado durante años, sabiendo que estaba enamorado de ella... al fin lo he dicho; durante diez años la he visto pasar, pero tenía miedo de hablarle.

–¿Qué?

En la cara de Lydia, la antorcha parpadeó y se apagó.

–Entonces ¿usted dice que también ella gusta de mí? Pensar cuántos años hemos perdido. Tendría que haber venido antes. ¿Usted me ayudará? ¿Le dirá lo que siento, romperá el hielo? ¿Hará todo lo necesario para que yo pueda venir pronto a verla?

–Usted está enamorado de mi hermana.

Era una afirmación.

–Con todo mi corazón.

Lydia se sentía como una estufa en una mañana de invierno, cuando todas las cenizas están apagadas y los leños fríos y escarchados.

–¿Qué ocurre? –preguntó John Larsen.

El mundo daba vueltas y Lydia se sentía realmente mareada. El mundo caía en picado.

–Diga algo –suplicó él.

–Usted está enamorado de mi hermana –dijo Lydia.

–Así como lo dice –afirmó él.

–Yo estoy enamorada de usted –dijo ella.

–¿Qué?

–Lo amo –dijo Lydia.

–Un momento –dijo él.

–¿Usted me ha oído? –preguntó ella.

–No entiendo.

–Yo tampoco –dijo Lydia, sentándose con la espalda recta. Había dejado de temblar y el frío le salía por la mirada.

–Está usted llorando –dijo él.

–Qué tontería –dijo Lydia–. Usted me ve como lo ve *ella* a usted.

–Ah, no –potestó John Larsen.

–Ah, sí –dijo ella, sin secarse las lágrimas.

–No puede ser –dijo él. Fue casi un grito.

–Lo es.

–Pero la amo –dijo él.

–Pero yo lo amo a usted –respondió ella.

–¿No habrá en ella ni una chispa de amor por mí? –quiso saber John Larsen, levantando una mano en el aire del porche.

–¿No habrá en usted siquiera una chispa de amor por mí? –dijo Lydia.

–Algo habrá que yo pueda hacer.

–Ninguno de nosotros podrá hacer nada. Todo el mundo ama a quien no debe, todo el mundo odia a quien no debe.

Lydia empezó a reír.

–No se ría.

–No me río.

Lydia echó la cabeza hacia atrás.

–¡Basta!

–Está bien.

Lydia se rió a carcajadas, y tenía los ojos húmedos mientras él la sacudía.

–¡Basta, basta! –John Larsen se había puesto de pie y le chillaba a la cara–. ¡Entre y dígale a su hermana que salga, dígale que quiero verla!

–Vaya a decírselo usted mismo.

La risa no paraba.

John Larsen se puso el sombrero y se quedó allí desconcertado, mirando cómo ella se columpiaba histéricamente, un trozo de hierro frío, mirando la casa.

–¡Termine de una vez! –gritó.

Estaba empezando a sacudir de nuevo a Lydia cuando una voz dijo:

–¡Se acabó!

John Larsen se volvió y allí estaba Helen, detrás de la puerta mosquitera del porche, en la fresca sombra, sólo una palidez, un tenue contorno de tiza.

–Apártese de ella, déjela en paz. Quítele las manos de encima, señor Larsen.

–¡Pero, Helen! –protestó él, corriendo hacia la puerta. La puerta tenía el pestillo puesto, y ella alargó la mano como si fuera a golpear el mosquitero y soltar las últimas moscas del viejo verano.

–Salga del porche, por favor –dijo Helen.

–¡Helen, déjeme entrar!

¡John, no se vaya!, pensaba Lydia.

–Contaré hasta diez para que se ponga el sombrero y salga corriendo.

John Larsen quedó entre las dos frías damas en el porche oscuro. El verano y el otoño ya se habían ido. Una nieve invisible le cayó sobre los hombros y un viento sopló desde el interior de la casa.

–¿Cómo ha ocurrido todo esto?

Despacio, giró hacia el mundo. De algún modo, para Helen era como un hombre en una orilla y una barca, la casa, la llevaba a ella hacia un mar otoñal y nadie saludaba con la mano pero todos se separaban para siempre. Ella no lograba decidir si él era guapo o ridículo. La gran sirena del mar llamaba y la barca se alejaba cada vez a mayor velocidad, dejándolo allí varado en el césped, mirando el sombrero en la mano, como quien contempla toda la vida futura, y el tamaño del sombrero era muy pequeño y el precio bajísimo. Le temblaban las manos. Estaba aturdido y conmocionado. Se tambaleó. En el rostro pálido los ojos le daban vueltas.

–Buenas noches, señor Larsen –dijo Helen, oculta en la oscuridad.

Lydia, sin aliento, se columpiaba ahora en silencio. Sin reír ni llorar, dejando que el mundo oscuro cabalgara sobre estrellas en una dirección y sobre la luna blanca en la otra, sólo un cuerpo que describía un vertiginoso arco, las manos a los lados, las lágrimas secándosele en la cara al viento que ella misma producía al deslizarse.

–Adiós.

El señor Larsen tropezó y cayó de lado sobre el césped. Se quedó allí un momento tendido, como si se estuviera ahogando, elevando las manos al aire. Después se levantó y salió corriendo a la calle.

Cuando se hubo marchado, Helen abrió la puerta y fue despacio a sentarse en el columpio.

Las dos se columpiaron de esa manera unos diez minutos, en silencio. Entonces Helen dijo:

–Supongo que no hay manera de que dejes de amarlo.

Se columpiaron en la noche.

–No.

Un minuto después Lydia dijo:

–Supongo que no hay manera de que lo ames, ¿verdad?

Helen dijo que no con la cabeza.

La idea siguiente que tuvieron fue compartida. Una la empezó y la otra la terminó.

–No creo que haya manera…

–… de que deje de amarte, Helen.

–… y de que te ame a ti, Lydia.

Dieron un empujón al columpio nocturno, bajo la parra, y después de cuatro idas y venidas, dijeron:

–No.

–Nos veo –dijo Helen–. Dios santo. Dentro de veinte o treinta años. Tú y yo caminando de noche por el centro. Las dos caminando por la calle principal, hablando, solas. Y llegando a la cigarrería. Y allí está él. Allí está John Larsen, solo, bajo la luz de la tienda, desenvolviendo un cigarro. Y aflojamos el paso y él, al vernos, deja de encender el cigarro. Y yo lo miro como lo miro ahora. Y tú lo miras como lo miras ahora. Y él te mira de la única manera que puede mirarte. Y a mí me mira con la cara de tonto que puso esta noche. Y entonces nos detenemos y saludamos con la cabeza. Y él alarga la mano y levanta el sombrero. Y es calvo. Y las dos tenemos el pelo cano. Y seguimos caminando. Del brazo. Y hacemos las compras y pasamos la noche en el centro. Y al volver camino a casa, dos horas más tarde, él sigue allí, solo, mirando hacia ninguna parte.

Dejaron de empujar el columpio.

Se quedaron allí sentadas, quietas, pensando en los treinta años siguientes.

La Hormigonera Mafiosa

2003

Burnham Wood, nunca supe su verdadero nombre, me llevó a su espléndido garaje, que había convertido en lugar de trabajo y biblioteca.

En los estantes estaban las obras completas de F. Scott Fitzgerald, encuadernadas en lujoso cuero con filetes dorados.

Me picaban las manos mientras estudiaba esa increíble colección, parte de un experimento literario que él estaba planificando.

Burnham Wood dio la espalda a la asombrosa biblioteca, guiñó un ojo y señaló el otro extremo del enorme garaje.

–¡Allí! –dijo–. Mi máquina irónica de nombre raro. ¿La ve?

Sin sentir ninguna emoción en especial dije:

–Parece uno de esos camiones que giran sobre el eje cada diez segundos, revolviendo cemento, mientras van a descargarse en alguna carretera nueva.

–*Touché!* –dijo Burnham Wood–. Es una Hormigonera Mafiosa. Mire alrededor. Hay una relación entre ella y esta biblioteca.

Miré los libros y no encontré nada que los relacionara. Burnham Wood palmeó el costado de la máquina, que retumbaba como un gigantesco elefante gris. La Hormigonera Mafiosa se estremeció y paró.

–Tuve la idea –dijo Burnham Wood– una noche de desierto, cuando me pasó a gran velocidad una hormigonera. Me preguntó si iría a fabricar botas de cemento para gángsters italianos perdidos. Me reí, pero la idea me siguió dando vueltas en la cabeza y meses más tarde me despertó en la mitad de la noche. Tenía que fundir mi biblioteca con ese enorme monstruo, encontrar la manera, pensé, de llevar ese elefante de cemento hacia atrás en el tiempo.

Bordeé la gigantesca bestia gris que giraba y susurraba, preparada para viajar.

–¿La Hormigonera Mafiosa? –dije–. Explíquese.

Burnham Wood tocó los libros de F. Scott Fitzgerald en el estante y me puso uno en las manos.

Lo abrí.

–*El último magnate*, F. Scott Fitzgerald. El último. No alcanzó a terminarlo.

–Ahora mire esto. –Burnham Wood acarició la enorme máquina–. ¿Quiere que le cuente qué hay dentro? Todos los segundos, minutos, horas, días, semanas, meses y años que pasaron en los útlimos cincuenta años. Vamos a poner en marcha esas horas y días para ayudar a Scotty a conseguir un poco de tiempo adicional para que termine la novela. Iba a ser la mejor de todas, pero se convirtió en un disco medio roto que tocaba por la noche mientras bebíamos demasiado.

–Y –dije– ¿cómo va a hacer eso?

Burnham Wood sacó una lista.

–Lea. Ésos son los destinos que mi máquina visitará para hacer el trabajo.

Miré la lista y empecé a leer.

–B. P. Schulberg, Paramount, ¿verdad?

–Exacto.

–Irvin Thalberg, ¿MGM? Darryl Zanuck, ¿Fox?

–Correcto.

–¿Visitará a todas esas personas?

–Sí.

–Hay directores en varios estudios, productores, fulanas que conoció, barmans por toda la creación. ¿Qué hará con ellos?

–Encontrar la manera de conmoverlos, sobornarlos; si fuera necesario, pegarles.

–¿Qué me dice de Irving Thalberg? ¿No murió en 1936?

–Si hubiera vivido más, podría haber sido una buena influencia para Scotty.

–¿Qué va a hacer con el muerto?

–Cuando murió Thalberg no había sulfamida en el mundo. Me gustaría colarme en su habitación de hospital la semana antes de su muerte y darle los remedios que podrían curarlo y permitirle volver a la MGM durante otro año. Podría haber contratado a Scotty para algo mejor que las cosas que le encargaron.

–Vaya lista –dije–. Habla como si fuera a mover a esas personas como piezas de ajedrez.

Burnham Wood me mostró un fajo de billetes de cien dólares.

–Voy a distribuir esto. Algunos de esos magnates quizá sientan la tentación de moverse. Acérquese. Escuche.

Me acerqué a la enorme y estruendosa máquina. En su interior sonaban gritos lejanos y disparos.

–Parece una revolución –dije.

–La Bastilla –dijo Burnham Wood.

–¿Por qué está eso dentro?

–*María Antonieta*, MGM... Fitzgerald trabajó en ella.

–Dios mío, claro que sí. ¿Por qué tuvo que escribir eso?

–Le gustaba el cine, pero el dinero le gustaba aún más. Escuche de nuevo.

Esta vez las explosiones sonaron todavía con más fuerza, y cuando terminó el bombardeo dije:

–*Tres camaradas*, Alemania, MGM, 1936.

Burnham Wood asintió.

Se oyó el zumbido de muchas mujeres riendo. Al volver el silencio, dije:

–*Las mujeres*, Norma Shearer, Rosalind Russell, MGM, 1939.

Burnham Wood volvió a asentir.

Hubo más carcajadas, ráfagas de música. Yo recitaba los nombres que recordaba de viejos libros de cine.

–*Amor en venta,* Joan Crawford. *Madame Curie,* Greer Garson, guión de Huxley y F. Scott Fitzgerald. Dios mío –dije–. ¿Por qué él se molestó en hacer eso y por qué están todos esos sonidos dentro de su máquina?

–Los estoy rompiendo, estoy destruyendo los guiones. Todo está ahí mezclado. *Un diamante grande como el Ritz, A este lado del Paraíso, Tierna es la noche.* Todas están ahí. Cuando mezclas toda esa basura con las cosas buenas de verdad, tienes la oportunidad de trazar un nuevo camino en el pasado para crear un nuevo futuro.

Releí la lista.

–Éstos son los nombres de productores y directores y guionistas a lo largo de unos años; algunos de la MGM, unos cuantos de Paramount y otros de New York City hasta el verano de 1939. ¿Adónde lleva todo esto?

Miré a Burnham Wood y vi que se estremecía, concentrado en la máquina.

–Voy a regresar con mi hormigonera metafórica y verter zapatos para todos esos idiotas y transportarlos a algún mar de la eternidad y arrojarlos en él. Limpiaré el camino para Scotty y le haré un regalo de Tiempo para que, por Dios, termine de una vez *El último magnate* y la publique.

–¡Nadie puede hacer eso!

–Yo lo haré, o moriré en el intento. Los voy a recoger uno por uno, en días especiales de todos esos años. Los voy a secuestrar en su ambiente y llevarlos a otras ciudades en otros años, donde tendrán que orientarse a ciegas al no saber de dónde vienen ni la estúpida carga que pusieron sobre los hombros de Scotty.

Me quedé pensando con los ojos cerrados.

–Dios santo, todo eso me recuerda una película de George Arliss que vi de niño. *El hombre que habló con Dios.*

Burnham Wood rió por lo bajo.

–Sí, George Arliss. Me siento en cierto modo como el Creador. Me atrevo a ser el Salvador de nuestro querido, borracho, insensato e infantil Fitzgerald.

Volvió a acariciar la máquina, que temblaba y susurraba. Yo casi oía la sirena de los años corriendo y dando vueltas dentro.

–Ha llegado el momento –dijo Burnham Wood–. Voy a subir, ajustar los reóstatos y esfumarme como por arte de magia. Dentro de una hora, vaya a la librería más cercana o fíjese en los libros de mi estante para ver si hay algún cambio. No sé si volveré o si me quedaré atascado en algún año lejano. Quizá me quede tan perdido como las personas que pienso secuestrar.

–Espero que no le moleste lo que voy a decir, pero creo que no puede jugar con el tiempo, por mucho que quiera ser el coeditor del último libro de F. Scott Fitzgerald –dije.

Burnham Wood sacudió la cabeza.

–Muchas noches, en la cama, me preocupa la muerte de muchos de mis autores favoritos. Pobre y triste Melville, querido y extraviado Poe, Hemingway, que debería haber muerto en aquel accidente de aviación en África que sin embargo sólo mató su habilidad para ser un buen escritor. Por ellos no puedo hacer nada, pero aquí, a un paso de Hollywood, tengo que intentarlo. Eso es todo. –Burnham Wood me tendió la mano y me dio un apretón enérgico–. Deséeme suerte.

–Suerte –dije–. ¿Hay algo que pueda hacer para disuadirlo?

–No –dijo–. Este gran elefante americano no mezclará cemento sino tiempo, horas, días: será un aparato literario.

Subió a su Hormigonera Mafiosa, hizo algún ajuste en el teclado computerizado y después se volvió para estudiarme.

–¿Qué hará dentro de una hora? –preguntó.

–Compraré un ejemplar de *El último magnate* –dije.

–¡Magnífico! –exclamó Burnham Wood–. Apártese. ¡Cuidado con la sacudida!

–Eso es de *La vida futura*, ¿verdad?

–H. G. Wells. –Burnham Wood soltó una carcajada–. ¡Cuidado con la sacudida!

Se cerró la tapa de la máquina. La gran Hormigonera Mafiosa retumbó, giró en el tiempo y el garaje quedó repentinamente vacío.

Esperé un largo rato, pensando que otra sacudida pudiera hacer reaparecer la inmensa bestia gris, pero el garaje siguió vacío.

Una hora más tarde, en la librería, pedí cierto libro.

El vendedor me entregó un ejemplar de *El último magnate.*

Lo abrí y pasé las páginas.

De mi boca abierta escapó un grito.

–¡Lo ha logrado! –dije–. ¡Lo ha logrado! Hay cincuenta páginas más y el final no es el final que leí cuando apareció el libro, hace muchos años. ¡Lo ha logrado, Dios mío, lo ha logrado!

Se me llenaron los ojos de lágrimas.

–Son veinticuatro dólares con cincuenta centavos –dijo el vendedor–. ¿Qué ocurre?

–Nunca lo sabrá –dije–. Pero *yo* lo sé, y Burnham Wood tiene todas mis bendiciones.

–¿Quién es?

–El hombre que habló con Dios –contesté.

Nuevas lágrimas me quemaban los ojos, y apreté el libro contra el corazón y salí de la librería murmurando:

–Ay, sí, el hombre que habló con Dios.

Los fantasmas

1950-1952

Por la noche los fantasmas flotaban como vainas de algodoncillo sobre los prados blancos. A lo lejos se veían sus ojos de lámpara de calabaza encendidos, y un intermitente fogonazo cuando chocaban, como si alguien hubiera sacudido un brasero y las brasas cayeran en breve y ardiente cascada. Recuerdo bien que llegaban al pie de las ventanas todas las noches de verano durante tres semanas. Y todos los años nuestro padre cerraba las ventanas del sur y nos llevaba a todas las niñas, como si fuéramos cachorros, a otra habitación del norte, donde pasábamos las noches esperando que los fantasmas cambiaran de dirección y nos entretuvieran en la nueva pendiente del prado que había debajo. Pero no. Su prado era el del sur.

–Deben de venir de Mabsbury –dijo papá, con aquella voz que subía por las escaleras hasta la cama donde estábamos acostadas las tres–. ¡Pero cuando salgo corriendo con la escopeta, resulta que desaparecen!

Oímos que la voz de mamá respondía:

–Bueno, guarda la escopeta. Igual no tendrías que dispararles.

Fue papá quien nos contó a las niñas que los fantasmas *eran* fantasmas. Inclinó serio la cabeza y nos miró a los ojos. Los fantasmas eran *indecentes*, dijo. Porque se reían y apretaban sus formas contra la hierba del prado. Se veía dónde habían estado acostados la noche anterior, uno hombre y otro mujer. Siempre se reían en voz baja. Las niñas nos despertábamos y empujábamos hacia afuera las ventanas para que el viento nos revolviera el pelo de diente de león.

Todos los años tratábamos de proteger de mamá y de papá la llegada de los fantasmas. A veces lo lográbamos hasta por una semana. Pero alrededor del 8 de julio papá empezaba a ponerse nervioso. Husmeaba en lo que hacíamos y nos manipulaba y espiaba a través de las cortinas y preguntaba:

–Laura, Ann, Henrietta... por la noche... en la última semana... ¿habéis *notado* algo?

–¿Algo, papá?

–Quiero decir fantasmas.

–¿*Fantasmas,* papá?

–Ya sabéis: como los del verano pasado y del verano anterior.

–Yo no he visto nada. ¿Y tú, Henrietta?

–Yo no. ¿Y tú, Ann?

–No. ¿Y tú, Laura?

–¡Basta, *basta*! –gritaba papá–. Quiero una respuesta sencilla. ¿Habéis oído algo?

–Yo oí a un conejo.

–Yo vi un perro.

–Había un gato...

–Bueno, si vuelven los fantasmas tenéis que avisarme –dijo muy serio papá, ruborizándose mientras se marchaba.

–¿Por qué no quiere que veamos los fantasmas? –susurró Henrietta–. Después de todo, fue papá quien dijo que *eran* fantasmas.

–A mí me gustan los fantasmas –dijo Ann–. Son *diferentes.*

Eso era cierto. Para tres niñas pequeñas, los fantasmas eran raros y maravillosos. Nuestras profesoras particulares venían a vernos todos los días y nos tenían siempre formalmente vestidas.

De vez en cuando había fiestas de cumpleaños, pero en

general nuestra vida era muy aburrida. Deseábamos aventuras. Los fantasmas nos salvaban, nos ponían una carne de gallina que duraba toda la estación y se mantenía hasta el año siguiente.

–¿Qué atrae aquí los fantasmas? –se preguntó Ann.

No lo sabíamos.

Papá parecía que sí. Una noche oímos que su voz volvía a subir flotando por la escalera.

–La calidad del musgo –le dijo a mamá.

–Les das demasiada importancia –dijo ella.

–Creo que han vuelto.

–Las niñas no han dicho nada.

–Las niñas son un poco pícaras. Creo que convendría cambiarlas de habitación esta noche.

–Ay, querido. –Mamá suspiró–. Esperemos a estar seguros. Ya sabes cómo son las niñas cuando cambian de habitación. No duermen bien durante una semana y están todo el día malhumoradas. Piensa en mí, Edward.

–De acuerdo –dijo papá, pero en su voz había un tono astuto, maquinador.

A la mañana siguiente, las tres niñas bajamos a desayunar jugando al corre que te pillo.

–¡Paras! –gritamos, y nos detuvimos y miramos a papá–. Papá, ¿qué pasa?

Porque allí estaba papá, las manos cubiertas de ungüentos amarillos y vendas blancas. Tenía la cara y el cuello rojos e irritados.

–Nada –dijo, concentrando la mirada en el cereal y revolviéndolo enigmáticamente.

–Pero ¿qué ha pasado?

Lo rodeamos.

–Apartaos, niñas –dijo mamá, tratando de no sonreír–. Papá tiene urticaria por hiedra venenosa.

–¿Hiedra venenosa?

–¿Cómo *ha ocurrido*, papá?

–Sentaos, niñas –advirtió mamá, porque papá estaba rechinando en silencio los dientes.

–¿Cómo se *ha envenenado*? –pregunté.

Papá salió de la habitación dando grandes zancadas. No dijimos nada más.

A la noche siguiente habían desaparecido los fantasmas.

–Caray –dijo Ann.

En las camas, como ratones, esperamos la medianoche.

–¿Oís algo? –susurré. Vi los ojos de muñeca de Henrietta junto a la ventana, mirando hacia abajo.

–No –dijo.

–¿Qué hora es? –siseé, más tarde.

–Las dos.

–Me parece que no vienen –dije con tristeza.

–Parece que no –dijeron mis hermanas.

Escuchamos nuestra suave respiración. Durante toda la noche, hasta el amanecer, reinó el silencio.

–Té para dos y dos para el té –cantó papá, sirviéndose la bebida del desayuno. Rió entre dientes y se palmeó la espalda–. Ja, ja, ja –dijo.

–Papá está feliz –le dijo Ann a mamá.

–Sí, querida.

–A pesar de la hiedra venenosa.

–A pesar de eso –dijo papá, con una carcajada–. Soy un mago. ¡Un exorcista!

–¿Un *qué*, papá?

–Un e-x-o-r-c-i-s-t-a –deletreó él–. ¿Té, mamá?

Henrietta y yo corrimos a nuestra biblioteca mientras Ann jugaba fuera.

–*Ex-or-cis-ta* –leí–. ¡Aquí está! –Lo subrayé–. «Alguien que exorciza fantasmas.»

–¿Que les hace correr alrededor de la manzana? –se preguntó Henrietta.

–No, nada de ejercicio. Que los exorciza, estúpida. Que «los borra, los conjura».

–¿Que los mata? –gimió Henrietta.

Las dos miramos espantadas el libro.

–¿Papá ha matado a nuestros fantasmas? –preguntó Henrietta mientras se le llenaban de lágrimas los ojos.

–No puede ser *tan* malo.

Nos quedamos allí estupefactas durante media hora, cada vez más frías y con menos fuerzas. Al fin Ann entró en la casa, rascándose los brazos.

–He descubierto dónde encontró papá la hiedra venenosa –anunció–. ¿Alguien quiere oírlo?

–¿Dónde? –preguntamos por fin.

–En la pendiente debajo de nuestra ventana –dijo Ann–. ¡Allí hay montones de hiedra venenosa que no estaba antes!

Despacio, cerré el libro.

–Vayamos a ver.

En la pendiente estaba la hiedra venenosa, no arraigada sino suelta. Alguien la había encontrado en el bosque y la había llevado allí en enormes cestos y la había esparcido.

–Oh –dijo Henrietta ahogando un grito.

Todas pensamos en la cara y las manos hinchadas de papá.

–Los fantasmas –murmuré–. ¿La hiedra venenosa puede exorcizar a los fantasmas?

–Mira lo que le hizo a papá.

Todas asentimos con la cabeza.

–Chist –dije, llevando un dedo a los labios–. Tenemos que ponernos guantes las tres. Cuando oscurezca, la sacaremos de aquí. Exorcizaremos el exorcismo.

–¡Hurra! –dijimos todas.

Las luces estaban apagadas y la noche de verano era tranquila, colmada de perfume de flores. Esperamos en la cama, los ojos relucientes, como zorros en la cueva.

–Las nueve –susurró Ann.

–Las nueve y media –dijo, más tarde.

–Ojalá vengan –dijo Henrietta–. Después de todo ese trabajo.

–¡Chist, atención!

Nos incorporamos en la cama.

De allí abajo, en los prados bañados por la luna, llegaron los crujidos y los susurros de un viento de verano que agitaba las hierbas y las estrellas del cielo. Hubo un chisporroteo y una dulce risa, y cuando corrimos con pies suaves a la ventana, a apretarnos muy juntas, paralizadas de expectante terror, hubo una lluvia de chispas demoníacas en la pendiente herbosa, y dos figuras vaporosas avanzaron protegidas por los arbustos.

–Oh –exclamamos, abrazándonos, temblando–. ¡Han vuelto, *han vuelto*!

–¡Si papá supiera!

–¡Pero no lo sabe! ¡Chist!

La noche murmuraba y el viento corría por la hierba. Nos quedamos allí un largo rato, al cabo del cual Ann dijo:

–Voy a bajar.

–¿Qué?

–Quiero saber.

Ann se apartó de nosotras.

–¡Pero pueden matarte!

–Voy igual.

–¡Pero Ann, son fantamas!

Oímos los pies de Ann que bajaban con rapidez la escalera, el leve ruido al abrirse la puerta principal. Nos apretamos contra el cristal de la ventana. Ann, vestida con el camisón, como una polilla de terciopelo, aleteó por el jardín.

–Dios, protégela –recé. Porque allí iba, caminando furtiva por la oscuridad cerca de los fantasmas.

–¡Ah! –gritó Ann.

Hubo algunos gritos más. A Henrietta y a mí se nos cortó la respiración.

Ann atravesó corriendo el jardín, pero no cerró la puerta. Los fantasmas se esfumaron sobre la colina, como si los llevara el viento, y en un instante desaparecieron.

–¡Mira lo que has *hecho*! –exclamó Henrietta cuando Ann entró en la habitación.

–¡No me habléis! –respondió bruscamente Ann–. ¡Ah, es horrible!

Fue hasta la ventana y empezó a tirar de ella. La detuve.

–¿Qué pasa? –dije.

–Los fantasmas –sollozó, un poco enfadada y un poco triste–. Se han ido para siempre. Papá los ahuyentó. Y ahora, esta noche, ¿sabéis qué había allí abajo? ¿Lo *sabéis*?

–¿Qué?

–Dos *personas* –gritó Ann, mientras las lágrimas le corrían por las mejillas–. ¡Un hombre desagradable y una mujer!

–Oh –gemimos todas.

–Nunca más habrá fantasmas –dijo Ann–. ¡Ay, cómo *odio* a papá!

Y durante el resto de aquel verano, en las noches de luna, cuando hacía el viento adecuado y las formas blancas se movían por la penumbra del prado, las tres niñas hacíamos lo mismo que habíamos hecho en esa última ocasión. Nos levantábamos de la cama y caminábamos en silencio por la habitación y cerrábamos la ventana de golpe para no oír a aquellas personas desagradables y volvíamos a la cama y apretábamos los párpados y soñábamos con los tiempos en los que flotaban por allí los fantasmas, los tiempos felices antes de que papá lo arruinara todo.

¿Dónde está mi sombrero? ¿Por qué tanta prisa?

2003

–Dime, Alma, ¿cuándo estuvimos por última vez en París? –preguntó el hombre.

–Dios mío, Carl –dijo Alma–, ¿no te acuerdas? Hace sólo dos años.

–Ah, sí –dijo Carl, y lo apuntó en la libreta–. 2002. –Levantó la mirada–. ¿Y antes, Alma?

–En el 2001, por supuesto.

–Sí, sí. 2001. Y antes, en el 2000.

–¿Cómo has podido olvidarte del nuevo siglo?

–El falso nuevo siglo.

–La gente estaba ansiosa. Tenía que celebrarlo con un año de anticipación.

–La vieja ansia, el viejo París. En el 2000.

Escribió en la libreta.

La mujer se inclinó y echó una ojeada.

–¿Qué haces?

–Recuerdo, rememoro París. Cuántas visitas.

–Qué agradable.

La mujer se reclinó, sonriendo.

–No necesariamente. ¿Estuvimos allí en 1999? Creo recordar…

–La boda de Jane. La ceremonia de graduación de Sam. Ese año no fuimos.

–En 1999 no viajamos a París. Eso.

Tachó la fecha.

–Estuvimos allí en 1998, 1997, 1996.

La mujer asintió tres veces.

Recitó todos los años, hasta 1983.

La mujer volvió a decir que sí con la cabeza.

Él escribió las fechas y después se pasó un largo rato mirándolas.

Hizo algunas correcciones y garabateó algunos comentarios al lado de las fechas y después se quedó un momento pensando.

Por fin levantó el teléfono y marcó un número. Cuando contestaron, dijo:

–¿Viajes Aragon? Quiero dos billetes, uno a mi nombre y otro sin nombre, hoy, en el vuelo de las cinco de la United a París. Agradecería que se pusieran en contacto conmigo lo antes posible.

Dio su nombre y su número de tarjeta.

Colgó el teléfono.

–¿París? –dijo su mujer–. No me has avisado. No hay tiempo.

–Lo he decidido hace unos minutos.

–¿Así? Pero...

–¿No me has oído? Un billete a mi nombre. Otro sin nombre. Tendré que dar ese nombre más tarde.

–Pero...

–Tú no vas.

–Pero has pedido dos billetes.

–Faltan el nombre y la voluntaria.

–¿Voluntaria?

–Llamaré a varias.

–Pero si hubieras esperado veinticuatro horas...

–No puedo esperar. He esperado veinte años.

–¡¿Veinte?!

El hombre aporreó las teclas del teléfono. Lejos, un sonido de llamada, y una voz aguda, aflautada.

–¿Estelle? –dijo el hombre–. Carl. Sé que esto es precipitado y tonto, pero ¿tienes el pasaporte al día? Sí. Bueno... –El hombre soltó una carcajada–. ¿Te gustaría volar a París esta tarde, a las cinco? –El hombre escuchó–. No es una broma, hablo en serio, París, diez noches. La misma habitación. La misma cama. Tú y yo. Diez noches, todos los gastos pagados. –El hombre escuchó moviendo afirmativamente la cabeza, los ojos cerrados–. Sí. Sí. Sí, entiendo. De acuerdo, sigue. Entiendo. Tenía que intentarlo. Quizá otra vez. Sí, claro que te entiendo. Acepto bien las negativas. Claro. Hasta luego.

El hombre colgó y miró el teléfono.

–Era Estelle.

–Ya lo he oído.

–No puede ir. Nada contra mí.

–No parecía eso.

–Un momento.

–Estoy esperando.

El hombre marcó un número. Respondió otra voz, más estridente.

–¿Angela? Carl. Esto es una locura, pero ¿puedes encontrarte conmigo en United Airlines, a las cinco de esta tarde, poco equipaje, destino París, diez noches, champán y conversaciones en la cama? Alojamiento y desayuno. Tú.

–¿Yo? –chilló la voz en el teléfono.

–Tomo eso como una aceptación. ¡Maravilloso!

El hombre colgó y no podía parar de reír.

–Era Angela –exclamó, sonriente.

–Eso me ha parecido.

–No ha habido discusión.

–Una turista feliz. Ahora, ¿podrías...?

–Un momento.

El hombre salió de la habitación y regresó unos minutos más tarde con una maleta muy pequeña, guardando en el bolsillo de la chaqueta la cartera y el pasaporte.

Se quedó delante de su mujer, riendo y bamboleándose.

–Ahora –dijo ella– ¿tienes algo que explicarme?

–Sí.

El hombre le entregó la lista que había escrito diez minutos antes.

–Entre 1980 y 2002 –dijo–. Los años que estuvimos en París, ¿verdad?

La mujer echó una ojeada a la lista.

–Verdad. ¿Y qué?

–¿Estuvimos en Francia juntos todas esas veces?

–Siempre juntos, sí. –La mujer volvió a explorar la lista–. Pero no veo…

–Nunca viste. En nuestros viajes a París, ¿te acuerdas de cuántas veces hicimos el amor?

–Qué pregunta más rara.

–No es nada rara. ¿Cuántas?

La mujer estudió la lista como si figurara allí el total.

–No esperarás que dé la cantidad exacta.

–No –dijo el hombre–, porque no puedes.

–¿No puedo…?

–No, aunque quieras.

–Seguramente…

–¡No, nada de «seguramente», porque ni siquiera una noche en París, la ciudad del amor, hicimos el amor!

–Habrán sido…

–No, ninguna. Te has olvidado. Yo me acuerdo. Tengo una memoria perfecta. No me llamaste a la cama ni una sola vez.

Hubo un largo silencio mientras ella miraba la lista y finalmente la soltaba. No miró al hombre.

–¿Te estás acordando? –se preguntó el hombre en voz alta.

Ella asintió en silencio.

–¿Y no te da tristeza? –dijo el hombre.

La mujer volvió a asentir sin decir una palabra.

–¿Rercuerdas aquella preciosa película que vimos hace

tanto tiempo en la que Garbo y Melvyn Douglas miraban un reloj en París y eran casi las doce y él decía: «Ay, Ninotchka, Ninotchka, la aguja grande y la aguja pequeña casi se tocan. Casi se tocan, y dentro de un momento la mitad de París estará haciendo el amor con la otra mitad. Ninotchka, Ninotchka».

La mujer dijo que sí con la cabeza, y en un ojo le brotó una lágrima.

El hombre fue hasta la puerta y la abrió y dijo:

–¿Entiendes por qué tengo que ir? Porque el año que viene quizá sea demasiado viejo, o quizá ni siquiera esté aquí.

–Nunca es demasiado tarde... –empezó a decir ella.

–Para nosotros, sí, es demasiado tarde. Veinte años en París es demasiado tarde. Veinte semanas y veinte posibles noches de 14 de Julio, Días de la Bastilla y todo lo demás son demasiado tarde. Dios mío, qué triste. Me dan ganas de llorar. Un año, lo hice. Adiós.

–Adiós –susurró la mujer.

El hombre abrió la puerta y desde allí miró el futuro.

–Ay, Ninotchka, Ninotchka –susurró mientras salía y cerraba la puerta con cuidado para no hacer ruido.

El impacto empujó a la mujer contra la silla.

La transformación
1948-1949

Antes de que Steve se levantara de la silla habían irrumpido en la habitación, lo habían inmovilizado poniéndole una mano sobre la boca y ahora lo sacaban, paralizado de terror, del pequeño apartamento amarillo. Vio pasar por encima el agrietado yeso del techo. Torciendo con violencia la cabeza, logró librar la boca de aquella mano, y al instante, mientras forcejeaban llevándolo hacia la puerta, vio las paredes de su refugio, cubiertas de fotos de hombres fornidos de *Strength and Health* y, en el suelo, violentamente desparramados por la breve lucha, los ejemplares de *Flash Detective* que había estado leyendo cuando sonaron los pasos delante de la puerta.

Ahora colgaba como un muerto entre los cuatro. Durante un largo rato estuvo tan muerto de miedo que no podía moverse, era un peso muerto que sacaron al aire de la noche. Y Steve pensaba: Esto está mal, esto es el sur, soy blanco, ellos son blancos, y han venido a mi casa y me han sacado. Esto no puede ser. Cosas como ésta no suceden. ¿Qué es lo que falla en el mundo cuando puede suceder una cosa como ésta?

La palma sudorosa le apretaba la boca mientras lo empujaban, tambaleante, por el césped. Oyó que una voz despreocupada decía:

–Buenas tardes, señorita Landriss. Es nuestro amigo Steve Nolan. Otra vez borracho. ¡Claro que sí! –Y todos se rieron con risas falsas.

Lo arrojaron en la parte trasera de un coche, y los hombres se zambulleron a su alrededor, prensándolo como algo que uno guarda entre las páginas de un libro una calurosa noche de verano.

El coche se alejó a los tumbos de la acera y entonces las voces empezaron a hablar y la mano se apartó de la boca de Steve Nolan, así que pudo lamerse los labios y mirarlos con ojos inquietos y vidriosos.

–¿Q-qué vais a hacer? –jadeó, endureciendo las piernas contra el suelo del coche, como si con eso fuera a detenerlo.

–Stevie, Stevie.

Uno de los hombres sacudió lentamente la cabeza.

–¿Qué queréis? –gritó Steve.

–Tú sabes lo que queremos, querido Stevie.

–¡Déjeme bajar!

–¡Sujétalo con fuerza!

Avanzaban a gran velocidad por una carretera rural. Los grillos sonaban a ambos lados y no había luna, sólo una gran cantidad de estrellas en el aire negro y caliente.

–No hice nada. Os conozco. ¡Sois malditos liberales, sois comunistas! ¡Me vais a matar!

–No se nos ocurriría hacer eso –dijo uno de los hombres, acariciando la mejilla de Steve con una palmadita suavemente mortífera, cariñosa.

–Yo –dijo otro– soy republicano. ¿Y tú, Joe?

–¿Yo? Yo soy republicano también.

Ambos miraron a Steve con una sonrisa felina. Tenía mucho frío.

–Si es por esa negra, Lavinia Walters...

–¿Quién ha hablado de Lavinia Walters?

Todos se miraron entre sí, sorprendidos.

–¿Tú sabes algo de Lavinia Walters, Mack?

–No, ¿y tú?

–Bueno, oí algo sobre un hijo que había tenido hace poco. ¿Es a ella a quien te refieres?

–A ver, chicos, parad el coche, parad el coche, y os contaré todo sobre esa tal Lavinia Walters…

La lengua de Steve se movió, temblando sobre los labios. Tenía los ojos muy abiertos y no pestañeaba. Su cara era del color de un hueso limpio. Parecía un cadáver metido entre aquellos hombres sudorosos y agresivos, fuera de lugar, ridículo, demacrado por el miedo.

–¡A ver, razonemos un poco! –gritó, soltando una carcajada estridente–. Todos somos sureños, y los sureños tenemos que mantenernos unidos, ¿no os parece? ¡Para mí eso es lo imporante!

–Nos mantenemos unidos. –Los hombres se miraron–. ¿Verdad, muchachos?

–Un minuto. –Steve los miró bizqueando–. Os conozco. Tú eres Mack Brown y conduces un camión del parque de atracciones allá junto al arroyo. Y tú eres Sam Nash y también trabajas en el parque de atracciones. Todos trabajáis en el parque de atracciones y todos sois del barrio, así que no tendríais que actuar de esta manera. Supongo que es la noche de verano. Ahora, paráis en el cruce siguiente y yo me bajo y, por Dios, jamás diré nada de esto a nadie. –Les sonrió con apasionada generosidad–. Ya sé que sois impulsivos. Pero todos venimos del mismo lugar, ¿y quién es ese que está en el asiento delantero con Mack?

Una cara se volvió entre el humo de los cigarrillos.

–Pero si eres…

–Bill Colum. Hola, Steve.

–¡Bill, yo fui a la escuela contigo!

A la luz ventosa, los rasgos del rostro de Colum se habían endurecido.

–Nunca me gustaste, Steve. Y ahora no me gustas nada.

–Si todo esto es por esa maldita negra, Lavinia Walters, me parece una tontería. No le hice nada.

–Nada que no hayas hecho a docenas de ellas a lo largo del tiempo.

Mack Brown, en el asiento delantero, al volante, dejó que se le inclinara el cigarrillo en la boca.

–Soy un ignorante y me olvido. ¿Qué pasa con esa tal Lavinia? Cuéntame, quisiera oírlo de nuevo.

–Era una desvergonzada mujer de color –dijo Sam, en el asiento trasero, sujetando a Steve–. Hasta tuvo el descaro de caminar ayer por la calle principal con un niño en brazos. ¿Y sabes qué decía, Mack, gritando para que todos los blancos la oyeran? Decía: «¡Éste es el hijo de Steve Nolan!».

–¡Qué *asquerosa*!

Se metieron por una carretera secundaria, llena de baches, hacia el parque de atracciones.

–Eso no es todo. Entró en todas las tiendas donde durante años no había entrado un solo negro, y entre la gente decía: «Mirad, éste es el hijo de Steve Nolan. Steve Nolan».

El sudor corría por la cara de Steve. Empezó a forcejear. Sam le apretó con fuerza la garganta y Steve se quedó quieto.

–Sigue con la historia –dijo Mack en el asiento delantero.

–Ocurrió que una tarde Steve iba por un camino vecinal en su Ford cuando vio a una preciosa muchacha de color, Lavinia Walters, andando por allí. Frenó y le explicó que si no subía diría a la policía que ella le había robado la billetera. Y ella se asustó y dejó que él la llevara al pantano por una hora.

–¿Es eso lo que sucedió?

Mack Brown detuvo el coche junto a las tiendas del parque de atracciones. Como era la noche del lunes, el parque estaba muerto, apagado, y el viento caliente hacía aletear con suavidad las tiendas. En alguna parte ardían unos débiles faroles, iluminando de manera espectral los enormes letreros de las barracas.

La mano de Sam Nash se movió sobre la cara de Steve, acariciando las mejillas, palmeando y pellizcando la barbilla, pellizcando suavemente, con aprobación, la carne de los brazos de Steve. Y por primera vez, a la luz azul, Steve vio los tatuajes en las manos de Sam, y supo que los tatuajes subían por los brazos y cubrían todo el cuerpo de Sam, que era el hombre de los tatuajes del parque. Y allí, en el coche silencioso, terminado el viaje, todos empapados en sudor, esperando, Sam terminó la historia.

–Bueno, Steve obligó a Lavinia a encontrarse con él dos veces por semana en el pantano, para no denunciarla. Ella sabía que era una mujer de color y que no podría hacer mucho contra la palabra de un hombre blanco. ¡Así que ayer tuvo el tremendo atrevimiento de salir por la calle principal de la ciudad diciendo a todos, a todos, ¿podéis creerlo?, éste es el hijo de Steve Nolan!

–Una mujer así merece que la ahorquen.

Mack Brown se volvió y miró a los hombres que iban en el asiento trasero.

–La *ahorcaron*, Mack. Pero nos estamos adelantando a los acontecimientos. Después de recorrer la ciudad contando a todo el mundo la mala noticia, se detuvo delante de la tienda de comestibles Simpson, junto al porche, ya sabes, donde se sientan todos los hombres, y había allí un barril lleno de agua. Y ella levantó el bebé y lo metió allí dentro, mirando cómo subían las burbujas. Y repitió una última vez: «Éste es el hijo de Steve Nolan». Después dio media vuelta y se alejó con las manos vacías.

Ésa era la historia.

Steve Nolan esperó a que le pegaran un tiro. Dentro del coche flotaba el humo de los cigarrillos.

–Yo... Yo no tuve nada que ver anoche, cuando la ahorcaron –dijo Steve.

–¿La *ahorcaron*? –preguntó Mack.

Sam se encogió de hombros.

–La encontraron esta mañana en su choza junto al río. Algunos dicen que se suicidó. Otros dicen que alguien la visitó y la colgó para que pareciera un suicidio. Ahora, Steve... –Sam le palmeó con suavidad el pecho–. ¿Qué historia crees que es la verdadera?

–¡Se ahorcó! –chilló Steve.

–Chist. No grites tanto. Te oímos muy bien, Steve.

Hablaba con suavidad.

–Nos damos cuenta, Steve –dijo Bill Colum–. Te pusiste muy furioso cuando ella tuvo el valor de dar tu nombre y ahogar a tu bebé en la calle principal. La liquidaste pensando que nadie iría a molestarte nunca.

–Tendrías que estar avergonzado. –De repente Steve empezó con sus bravuconadas–. No eres un verdadero sureño, Sam Nash. Suéltame, maldita sea.

–Steve, tengo que decirte algo. –Y con un movimiento de mano, Sam le arrancó todos los botones de la camisa blanca–. Somos unos sureños muy raros. No nos gusta la gente como tú. Te hemos estado observando durante mucho tiempo, Steve, y pensando en ti, y esta noche ya no podíamos seguir pensando.

Arrancó el resto de la camisa de Steve.

–¿Me vais a pegar? –dijo Steve, mirándose el pecho desnudo.

–No. Algo mucho mejor. –Sam hizo un movimiento con la cabeza–. Llevadlo a la tienda.

–¡No!

Pero lo arrancaron del coche y lo arrastraron hasta una tienda oscura, donde encendieron una luz. Por todas partes se balanceaban sombras. Lo ataron con correas a una mesa y se quedaron sonrientes, a solas con sus pensamientos. Allí arriba, Steve vio un letrero. ¡TATUAJES! ¡CUALQUIER DISEÑO, CUALQUIER COLOR! Y empezó a sentirse mal.

–¿*Adivinas* lo que voy a hacerte, Steve?

Sam se arremangó, mostrando las largas serpientes rojas impresas en los brazos velludos. Se oía un tintineo de instrumentos, el sonido de un líquido que alguien revolvía. Las caras de los hombres miraban a Steve con benévolo interés. En el calor de la tienda, Steve parpadeó y el letrero que decía TATUAJES osciló y se disolvió en el aire. Steve clavó la mirada en ese letrero. TATUAJES. Cualquier color. TATUAJES. Cualquier color.

–¡No! –gritó–. ¡No!

Pero le aflojaron las correas de las piernas y le cortaron los pantalones con unas tijeras. Quedó desnudo.

–Pues *sí*, Steve, claro que sí.

–¡No *podéis* hacerme eso!

Sabía lo que iban a hacer. Empezó a chillar.

En silencio, con suavidad, Sam aplicó una cinta adhesiva sobre los labios de Steve antes de que terminara de gritar:

–¡Auxilio!

Steve vio la brillante aguja de tatuar plateada en la mano de Sam.

Sam se inclinó sobre él. Había intimidad en esa postura. Le habló con fervor, pero sin levantar la voz, como si contara un secreto a un niño.

–Steve, esto es lo que te voy a hacer. Primero te voy a colorear de negro las manos y los brazos. Y después te voy a colorear de negro el cuerpo. Y después te voy a colorear de negro las piernas. Y después, por último, querido amigo Steve, te voy a tatuar la cara. De negro. El negro más negro que se haya visto jamás, Steve. Negro como la tinta. Negro como la noche.

–Hummm.

Steve chilló debajo de la cinta adhesiva. El grito, amortiguado, le salió por las ventanas de la nariz. Fue un grito bombeado por los pulmones, bombeado por el corazón.

–Y esta noche, cuando terminemos de tatuarte –dijo Sam–, podrás ir a casa y hacer las maletas y mudarte de tu apartamento. Nadie querrá tener de vecino a un negro. Lo que menos importa es cómo has conseguido ese color de piel, Steve. Ahora, no te muevas; no te dolerá mucho. Ya te imagino, Steve, mudándote al barrio de los negros. Viviendo solo. El propietario de tu apartamento no querrá seguir alquilándote; los nuevos inquilinos quizá piensen que eras un negro y que mentías sobre el color de tu piel. El propietario no puede arriesgarse, así que te echará. Quizá puedas irte al norte. Conseguir trabajo. No un trabajo como el que tienes ahora. No revisor de tren. Quizá mozo de estación, o limpiabotas, ¿verdad, Steve?

Otra vez el grito. El vómito salió en dos chorros por las ventanas de la nariz de Steve.

–¡Arranca la cinta! –dijo Sam–. Se puede ahogar.

La cinta salió, lastimándole la piel.

Cuando Steve dejó de vomitar le pusieron otra cinta.

–Es tarde. –Sam consultó el reloj–. Tenemos que empezar ya si queremos acabar con esto de una vez.

Los hombres se inclinaron sobre la mesa con las caras mojadas. Se oía un zumbido eléctrico y el ronroneo de la aguja.

–No dejaría de ser una broma –dijo Sam, allí arriba, metiendo la aguja en el pecho desnudo de Steve, cosiéndolo con tinta negra– que algún día le pegaran un tiro a Steve por violador. –Saludó a Steve con la mano–. Hasta luego, Steve. ¡Te veré en la parte trasera del tranvía!

Las voces se apagaron. En lo más profundo, Steve, con los ojos cerrados, lloró. Y oyó las voces que murmuraban en la noche de verano, vio a Lavinia Walters caminando por una calle en algún momento del pasado, con un niño en brazos, vio que salían unas burbujas y algo que colgaba de un viga, y sintió la punzada de la aguja que le roía y roía la piel, sin descanso y sin pausa. Cerró los ojos con fuerza para alejar el pánico, y de repente supo con mucha claridad y certeza sólo dos cosas: al día siguiente tendría que comprarse unos guantes blancos para cubrirse las manos. ¿Y después? Después rompería todos los espejos del apartamento. Tendido sobre la mesa, lloró toda la noche.

Sesenta y seis
2003

Te contaré una historia que no vas a creer, pero te la contaré igualmente. Es una especie de relato de crimen y misterio. Por otra parte, quizá sea una historia de viajes por el tiempo y, pensándolo bien, también una historia de venganza, y si le añadimos un par de fantasmas ya tenemos todos los ingredientes.

Soy agente motorizado de la policía de Oklahoma, destinado en la antes llamada Ruta 66, entre Kansas y la ciudad de Oklahoma. Durante el mes pasado hubo una serie de extraños descubrimientos a lo largo de la ruta de la ciudad de Kansas a Oklahoma.

Descubrí los cuerpos de un hombre, de una mujer, de un hombre más joven y de dos niños, en los campos al borde de la ruta a principios de octubre. Los cuerpos estaban distribuidos sobre una extensa zona de casi doscientos kilómetros, pero por la manera en que estaban vestidos tuve de alguna manera la impresión de que había una relación entre todos. Cada uno de los cuerpos parecía haber muerto por algún tipo de estrangulamiento, pero eso no se ha determinado de manera definitiva. Los cuerpos no tienen marcas, pero todo indica que fueron asesinados y dejados a poca distancia de la carretera.

La ropa que tenían puesta no pertenecía a ese día de ese mes, de ese año. De hecho, la ropa no se parecía en nada a la que se puede comprar hoy en las tiendas.

El hombre parecía granjero, vestido con ropa de trabajo: tejanos, camisa andrajosa y sombrero estropeado.

La mujer parecía un espantapájaros gastado por el tiempo, hambreada por la vida.

El hombre más joven también estaba vestido como un granjero, pero su ropa parecía haber viajado ochocientos kilómetros en una tormenta de polvo.

El niño y la niña, de unos doce años, también tenían aspecto de haber vagado por los caminos bajo pesadas lluvias y sol abrasador y después haber caído al borde de la carretera.

Cuando oigo la frase «tazón de polvo» me vienen recuerdos que no son míos. Mi madre y mi padre nacieron a principios de los años veinte y estaban vivos durante la Gran Depresión, de la que oí hablar toda mi vida. Nosotros, los pobladores del centro de Norteamérica, sufrimos esa pesadilla, que todos hemos visto en películas: polvo avanzando en grandes remolinos sobre la tierra, destruyendo los graneros y arrasando las cosechas.

He oído la historia y la he visto tantas veces que a menudo siento que la he vivido. Ésa es una de las razones por las que mi descubrimiento de los cuerpos me resultó tan extraño.

Hace unas noches desperté a eso de las tres de la mañana y descubrí que había estado llorando y no sabía por qué. Me incorporé en la cama y me di cuenta de que había estado soñando con aquellos cuerpos encontrados al borde de la carretera, entre Kansas City y la frontera de Oklahoma.

Entonces me levanté y me puse a hojear viejos libros que me habían dejado mis padres y encontré fotos de los *okies*: gente que había emigrado al oeste y que había sido conmemorada en *Las uvas de la ira* de Steinbeck. Cuanto más miraba las fotos, más ganas tenía de llorar. Tuve que guardar los libros y volver a la cama, pero me quedé allí un largo rato con la cara bañada en lágrimas y sólo me dormí por la mañana, cuando ya había salido el sol.

He usado el camino más largo para contar esto, porque me ha hecho mucho daño en el alma.

Encontré el cuerpo del hombre más viejo en un campo de maíz vacío, desparramado en una zanja, las ropas quemadas por el sol y agostadas como en una cosecha seca. Llamé al juez de instrucción del condado y seguí buscando; tenía la incómoda sensación de que se encontrarían más cuerpos. Por qué lo sentía sigue siendo para mí un inmenso misterio.

Encontré a la mujer cincuenta kilómetros más adelante, debajo de una alcantarilla, y ella, a su vez, no mostraba señales de violencia; era como si durante la noche la hubiera alcanzado un rayo invisible.

Ochenta kilómetros después estaban los cuerpos de los niños y del hombre joven.

Cuando todos estuvieron reconstruidos, como un rompecabezas, en el despacho del juez de instrucción del condado, los estudiamos con una terrible sensación de pérdida, aunque no conocíamos a esa gente. Teníamos de algún modo la impresión de que los habíamos visto antes y de que los habíamos conocido bien, y llorábamos sus muertes.

El caso podía haber seguido siendo un misterio terrible para siempre. Una tarde, muchas semanas después, mientras esperaba en una barbería a que me cortaran el pelo, me puse a ojear una pila de revistas. Al abrir una de las viejas, llegué a una página de fotografías que me hicieron levantar de un salto y arrojar la revista contra la pared, levantarla de nuevo y, sin dirigirme a nadie en especial, gritar:

–¡Demonios! ¡Caramba! ¡Demonios!

Apreté la revista en la mano y salí corriendo. ¡Porque, Dios mío, las fotos de *okies* que aparecían en la revista eran de las mismas personas que había encontrado a lo largo de la carretera!

Sin embargo, al mirar con más atención, leí que aquellas fotos habían sido sacadas en Nueva York hacía unas semanas, y las personas que aparecían en ellas habían sido vestidas para darles aspecto de *okies*.

La ropa que llevaban era nueva, pero se la había tratado para que pareciera polvorienta y gastada, y si uno quería tenerla podía ir a unos grandes almacenes y comprarla, ropa vieja a precios nuevos, y sentir que se vivía sesenta años atrás.

No sé qué sucedió después. La rabia me cegó. Oí que alguien gritaba y era yo.

–¡Maldita sea! ¡Ay, maldita sea!

Mientras aplastaba la revista, miré la moto.

La noche era fría, y sabía que de alguna manera tendría que ir a dar una vuelta por alguna parte. Anduve un largo rato en aquel clima otoñal, deteniéndome de vez en cuando. No sabía dónde estaba, pero tampoco me importaba.

Ahora te contaré otra cosa que no me vas a creer, aunque cuando termine quizá cambies de opinión.

¿Has estado alguna vez dentro de un huracán fuerte? El tipo de ventarrón que soplaba sobre Kansas y Oklahoma todos aquellos años del Tazón de Polvo. Cuando uno ve las fotos y oye el nombre casi resulta imposible entender lo que sentía la gente dentro de aquel remolino, donde no veía el horizonte y ni siquiera sabía qué hora era. El viento soplaba con tanta fuerza que arrasaba granjas, arrancaba techos, derribaba molinos de viento. Arruinaba muchas carreteras pobres, que ya no eran más que fango rojo.

De todas formas, en medio de una de esas tormentas uno se pierde y el polvo le quema los ojos y le llena los oídos; uno se olvida del día o del año en que vive y teme que algo horrible le suceda, y quizá lo que le sucede no es horrible, pero es inevitable y está allí.

Aquel fuerte viento rugía, y cuando llegó yo estaba en la carretera, viajando en la moto. Tuve que detenerme porque no veía nada. Mientras estaba allí quieto el sol se iba poniendo detrás de la tormenta y el viento aullaba y por primera vez me asusté. No sabía a qué tenía miedo, pero esperé junto a la moto, y después de un largo rato el viento amainó un poco, y vi que por la Ruta 66, hacia el horizonte del este, venía muy despacio un viejo cacharro: un coche abierto cargado de bultos en la parte trasera y con una bolsa de agua sobre un lado, y el vapor salía del radiador y el parabrisas tenía una costra de suciedad, así que quienquiera que fuera al volante tenía que asomar la cabeza para ver la carretera.

El coche se acercó traqueteando y entonces pareció quedarse sin gasolina. El hombre que conducía me miró y yo lo miré a él. Era alto, incluso allí sentado, y tenía cara huesuda y manos huesudas apoyadas en el volante. Sobre su cabeza había un sombrero arrugado, y llevaba barba de tres días. Por su mirada parecía que se había pasado toda la vida dentro de un huracán nocturno.

Esperó a que yo dijera algo.

Me acerqué.

–¿Se ha perdido? –fue todo lo que pude decir.

Me miró con ojos firmes y grises. No movió la cabeza, pero sí los labios.

–No, ahora no. ¿Es esto el Tazón de Polvo?

Di un paso atrás.

–No oía esas palabras desde que era niño –dije–. Sí, es esto.

–¿Y ésta es la Ruta 66?

Dije que sí con la cabeza.

–Ya me parecía –dijo él–. Si sigo recto, ¿llegaré a donde quiero ir?

–¿Dónde queda eso?

Me miró el uniforme y se le encorvaron un poco los hombros.

–Me parece que buscaba una comisaría.

–¿Por qué? –dije.

–Porque creo que me quiero entregar –dijo él.

–Bueno, quizá puede hacerlo ante mí. Pero ¿por qué quiere entregarse?

–Porque –dijo el hombre– me parece que maté a algunas personas.

Miré hacia la carretera, donde se asentaba el polvo.

–¿Allá atrás? –pregunté.

Él miró por encima del hombro y, muy despacio, asintió con la cabeza.

–Sí, allá atrás.

El viento volvía a soplar con fuerza y la nube de polvo era cerrada.

–¿Cuánto tiempo hace de eso? –pregunté.

El hombre cerró los ojos.

–No sé bien, en las últimas semanas.

–¿Personas? –dije–. ¿Las mató? ¿Cuántas?

El hombre abrió los ojos y le temblaron las pestañas.

–Cuatro, no, cinco. Sí, cinco personas, ahora muertas. Qué desastre. ¿Me puedo entregar?

Vacilé, porque algo no andaba bien.

–Esto es demasiado fácil. Tiene que darme más detalles.

–Bueno –dijo el hombre–, no sé cómo explicarlo, pero llevo conduciendo mucho tiempo. Quizá años.

Años, pensé. Así lo sentía yo también, como si él hubiera estado conduciendo durante años.

–Y entonces ¿qué pasó? –dije.

–Esa gente se me cruzó en el camino. Una se parecía a mi padre y otra a mi madre cuando era muy joven y la tercera se parecía a mi hermano, pero él murió hace mucho tiempo. Antes tenía otro hermano y otra hermana, y ellos también estaban allí. Era todo muy extraño.

–¿Cinco personas? –pregunté. Mi mente volvió hacia atrás, hasta las cinco personas que había encontrado en la carretera entre Kansas City y Oklahoma–. ¿Cinco?

El hombre asintió.

–Así es.

–Bueno –dije–, ¿qué habían hecho? ¿Por qué quería matarlas?

–Estaban en el camino –dijo–. No sé cómo llegaron allí, pero por la manera en que iban vestidas y por el aspecto que tenían yo sabía que algo andaba mal y tuve que parar y ocuparme de cada una, hacerlas caer para siempre. No pude evitarlo.

Se miró las manos, que apretaban con fuerza el volante.

–¿Autoestopistas? –dije.

–No exactamente –explicó él–. Algo peor. Con los autoestopistas no hay problema, porque van a alguna parte. Pero supongo que aquellas personas eran cazadores furtivos. Delincuentes, algún tipo de ladrones. No es fácil saberlo.

Miró hacia atrás la carretera, donde empezaba a agitarse un poco el polvo.

–¿Alguna vez, el domingo, al salir de la iglesia sintiéndose limpio, como si tuviera otra oportunidad no sabe para qué, renacido, con gente colmada de feliz alegría, como dice el predicador, le pasó que de pronto, en pleno mediodía, llega gente del otro lado de la ciudad con sus trajes oscuros y se apropia de usted, se apropia con sonrisas diabólicas de su felicidad, y usted está allí con los suyos y siente que la alegría se le derrite como nieve de primavera y cuando ven que se han apropiado de su alegría se marchan cargados de su propia y pecaminosa manera de quitar la felicidad?

El conductor se interrumpió, terminó de hacer unos cálculos mentales y finalmente soltó el aire.

–Eso ¿no es, digo yo...? –Buscó y encontró la palabra–. ¿Blasfemia?

Esperé, pensé y dije:

–Ésa es la palabra.

–Estábamos allí sin hacer nada, renacidos, y llegaron y se apoderaron de nosotros.

–Blasfemia –dije.

–Yo sólo tenía diez años, pero por primera vez en mi vida quise buscar una azada y deshacerles la sonrisa. Uno allí se siente desnudo. Le han robado lo mejor del domingo. ¿No le parece que tengo derecho a pedir la devolución, la entrega, quiero ese abrigo, quítate esos pantalones y también el sombrero, sí, el sombrero?

–Cinco personas –dije–. Un hombre mayor, una mujer, un hombre más joven y dos niños. Me suena.

–Entonces usted sabe de qué hablo. Usaban esa ropa. Una ropa rara, como si hubieran atravesado el Tazón de Polvo y se hubieran quedado allí un largo tiempo y vivido quizá al aire libre y dormido por la noche bajo el fuerte viento con la ropa llenándose de polvo mientras se les adelgazaba el rostro y los miré uno por uno y le dije al más viejo: «No eres mi papá». Y el viejo no pudo contestarme. Miré a la mujer y dije: «Tú no eres mi mamá», y tampoco ella me contestó. Y miré a mi hermano y a mi otro hermano y hermana menores y dije: «No os conozco a ninguno. Vuestro aspecto está bien, pero siento algo raro. ¿Qué hacéis en esta carretera?». Por supuesto, no dijeron nada. Estaban, no sé, supongo que un poco avergonzados, pero no se apartaban del camino. Los tenía delante del coche, y sabía que si no hacía algo no me dejarían seguir hacia la ciudad de Oklahoma. ¿Y sabe lo que hice?

–Acabó con ellos –dije.

–Acabar es una buena palabra. Arráncales la ropa, pensé. No merecen tener esa ropa. Quítales la piel, pensé, porque no merecen parecerse a mi mamá y a mi papá y a mis hermanos y hermana. Avancé con el coche, pero ellos no se movían y no podían hablar porque estaban avergonzados y el viento empezó a soplar y aceleré. Ellos cayeron delante de las ruedas y yo seguí acelerando, y cuando miré hacia atrás tuve la esperanza de que la parte inferior del coche les hubiera arrancado la ropa, pero no, seguían vestidos del todo, cosa que no se merecían, y estaban tendidos allí en la carretera, y no sabía con certeza si estaban muertos pero esperaba que sí. Bajé y los recogí uno por uno y los metí en la parte trasera del coche y continué por la carretera donde cada vez había más polvo y los fui descargando en diversos sitios, y a esas alturas ya no se parecían en nada a mi familia. ¿No cree que es una historia rara?

–Es rara, sí –dije.

–Eso es todo –concluyó el hombre–. Le he contado todo lo que pasó. ¿Me va a detener?

Miré su cara y miré hacia la carretera y pensé en los cuerpos que seguían en el despacho del juez de instrucción en Topeka.

–Lo voy a pensar –dije.

–¿Qué quiere usted decir? –preguntó–. Lo he contado todo. Soy culpable. Me los he cargado.

Esperé. El viento y el polvo aumentaban.

–No –dije–. Es extraño, pero no pienso que usted sea culpable. No sé por qué, pero tengo esa sensación.

–Bueno, se está haciendo tarde –dijo él–. ¿Quiere ver mi documento de identidad?

–Si usted desea mostrármelo –dije.

Sacó del bolsillo una billetera gastada y me la entregó. No había allí carnet de conducir, sólo una vieja tarjeta con un nombre que no conseguía leer pero que me resultaba conocido, algo publicado en los periódicos mucho antes de que yo naciera. Sentí frío en la nuca.

–¿Hacia dónde va?

–No lo sé –dijo–. Pero me siento mejor que cuando empecé el viaje. ¿Qué hay más adelante en la carretera?

–Lo de siempre –dije–. California, postales, naranjas, limones, quizá campamentos estatales, chalets. –Le devolví la tarjeta y la billetera–. Hay una comisaría unos quince kilómetros más adelante. Si al llegar allí todavía siente que debe entregarse, hágalo, pero yo no lo voy a detener.

–¿Por qué? –preguntó con mirada tranquila y firme.

–Sólo sé que algunas personas no merecen usar la ropa que llevan puesta ni la cara que tienen. Alguna gente –dije por último– es un obstáculo.

–Yo iba muy despacio –dijo.

–Y no se movieron.

–Exacto –dijo–. Lo único que hice fue pasarles por encima, y me gustó. Bueno, me parece que debo continuar mi camino.

Me aparté y dejé que el coche arrancara. Avanzó por la

carretera con el conductor encorvado sobre el volante, aferrándolo con manos firmes, y el polvo lo siguió mientras se empequeñecía en el crepúsculo.

Me quedé mirándolo cinco minutos, hasta que desapareció. Para entonces volvía a soplar el viento y el polvo me llenaba los ojos. Yo no podía orientarme, no sabía si estaba llorando. Volví a la moto, subí, arranqué, di media vuelta y me fui en dirección contraria.

Cuestión de gustos

1952

Yo estaba cerca del cielo cuando la nave plateada bajó volando hacia nosotros. Floté entre los árboles altos por la gran telaraña matutina y todos mis amigos me acompañaron. Nuestros días eran siempre iguales y siempre buenos y éramos felices. Pero también nos dio felicidad ver el vehículo plateado que descendía del espacio. Porque significaba un cambio nuevo pero no irrazonable en nuestro tapiz, y pensábamos que podíamos adaptarnos a ese molde, así como nos habíamos ajustado a todos los enredos y desenredos de un millón de años.

Somos una raza vieja y sabia. En una época pensamos en viajar por el espacio, pero lo descartamos porque significaba que el refinamiento que buscábamos en nuestra propia vida se rompería como una tela en una tormenta, y se interrumpiría una filosofía de cien mil años en el momento de dar sus frutos más maduros y agradables. Decidimos permanecer aquí en nuestro mundo de lluvia y selva y vivir a gusto y en paz.

Pero ahora ese objeto plateado que venía de los cielos nos provocaba un tranquilo estímulo aventurero. Porque allí venían viajeros de otro planeta que había elegido un curso diametralmente opuesto al nuestro. La noche, dicen, tiene mucho que enseñar al día, y el sol, agregan, puede iluminar la luna. Así que con felicidad, mis amigos y yo nos deslizamos en un clima de agradable sueño hacia el claro de la selva donde se había posado el objeto plateado.

Debo describir la tarde: las grandes ciudades de tela brillaban cubiertas de lluvia fresca, el agua acababa de enjuagar los árboles y ahora alumbraba el sol. Yo había participado de una comida especialmente suculenta, con buen vino de abeja zumbadora de la selva, y una cálida languidez me templaba y hacía aún más agradable mi entusiasmo.

Pero... una cosa curiosa: mientras todos nosotros, que quizá sumábamos un millar de individuos, nos reuníamos alrededor del artefacto con porte y actitud amistosos, la nave no hizo nada, se mantuvo firmemente cerrada. Sus puertas no se abrieron. Por un momento pensé que había divisado una criatura en una pequeña portilla de la parte superior, pero quizá me confundí.

–Por alguna razón –dije a mis amigos–, los habitantes de este hermoso artefacto no se arriesgan a salir.

Cambiamos opiniones sobre el tema. Decidimos que, dado que el razonamiento de criaturas de otros mundos podía ser diferente del nuestro, quizá sentían que nuestro comité de bienvenida los superaba en número. Eso parecía dudoso, pero yo igual transmití ese sentimiento a los demás, y en menos de un segundo la selva tembló, las grandes telas de oro se estremecieron y me quedé sola junto a la nave.

Entonces, como una exhalación, avancé hacia la portilla y dije en voz alta:

–¡Os damos la bienvenida a nuestras ciudades y tierras!

Pronto tuve la satisfacción de observar que dentro de la nave funcionaba algún tipo de maquinaria. Después de un minuto se abrió la puerta.

No apareció nadie.

Yo los saludé con voz amistosa.

Sin hacerme el menor caso, dentro de la nave tenía lugar una rápida conversación. Yo no entendía nada, por supuesto, ya que se trataba de una lengua extranjera. Pero en esencia había en ella desconcierto, algo de enfado, y un enorme –y para mí extraño– miedo.

Tengo una memoria exacta. Recuerdo esa conversación, que no significaba ni significa nada para mí. Las palabras están ahora en mi mente. Sólo tengo que arrancarlas y dártelas:

–¡Sal *tú*, Freeman!

–¡No, *tú*!

A eso siguió una serie de indecisiones y temores. Yo estaba a punto de repetir mi amistosa invitación cuando una sola criatura salió cuidadosamente de la nave y se quedó mirándome.

Curioso. La criatura temblaba, sacudida por un miedo mortal.

Eso me causó una fuerte e inmediata preocupación. No entendía aquel pánico sin sentido. Soy sin duda alguna un individuo apacible y honorable. No abrigaba hacia ese visitante ninguna mala intención; de hecho, la maquinaria de la maldad hacía mucho tiempo que no crujía en nuestro mundo. Pero allí estaba aquella criatura, apuntándome con algo que para mí era un arma metálica, y temblando. La idea de matar estaba en la mente de la criatura.

La tranquilicé de inmediato.

–Soy tu amiga –dije, y lo repetí como pensamiento, como emoción. Puse calor en mi mente, amor, y la promesa de una vida larga y feliz, y transmití eso al visitante.

Bien, aunque no había respondido a mi palabra hablada, respondió, visiblemente, a mi telepatía. Se... relajó.

–Muy bien –le oí decir. Ésas eran las palabras. Las recuerdo con exactitud. Palabras sin sentido, pero detrás de ese símbolo la mente de la criatura se volvió más cálida.

Me perdonarás si describo aquí a mi huésped.

Era muy pequeño. Diría que de no más de un metro ochenta, con una cabeza en lo alto de un tallo corto, sólo cuatro miembros, dos de los cuales utilizaban exclusivamente –o al menos eso parecía– para caminar, mientras que los otros dos no eran para caminar sino para llevar cosas o para gesticular. Descubrí divertida que les faltaba otro par de miembros, tan necesario para nosotros, tan útil. Pero esa criatura igual parecía perfectamente cómoda con su cuerpo, así que lo acepté con la misma naturalidad con que ella lo aceptaba.

La criatura pálida, casi lampiña, tenía características estéticas muy raras, sobre todo la boca, mientras que sus ojos eran hundidos y de un arte sorprendente, como el mar del mediodía. En conjunto constituían una extraña obra, y como curiosidad, como nueva aventura, eran algo muy emocionante. Un desafío para mis gustos y mi filosofía.

Me adapté de manera instantánea.

Pensé para mi nuevo amigo pensamientos como éste:

–Todos somos tus padres y tus hijos. Te damos la bienvenida a nuestras grandes ciudades arbóreas, a nuestra vida catedralicia, a nuestras tranquilas costumbres y a nuestros pensamientos. Te moverás en paz entre nosotros. No tienes nada que temer.

Le oí decir en voz alta:

–¡Dios mío! ¡Es monstruoso! ¡Una araña de más de dos metros de alto!

Entonces se apoderó de él un especie de hechizo, de paroxismo. De su boca brotó un líquido y se estremeció con violencia.

Yo sentía compasión y lástima y tristeza. Algo estaba haciendo daño a esa pobre criatura. Cayó al suelo, y su cara, que era blanca, se había vuelto mucho más blanca todavía. Jadeaba y temblaba.

Me acerqué para ayudarla. Al hacer eso, mi velocidad debe de haber alarmado de alguna manera a los que estaban dentro de la nave, porque al levantar a la criatura para socorrerla una puerta interior de la nave se abrió de par en par. Otros como mi amigo salieron de golpe, gritando, desconcertados, asustados, blandiendo armas plateadas.

–¡Tiene a Freeman!

–¡No tires! ¡Idiota, le darás a Freeman!

–¡Cuidado!

–¡Dios mío!

Ésas fueron las palabras. Siguen careciendo de sentido, pero las recuerdo. Sin embargo, sentí que había en ellas miedo. El miedo quemaba el aire. Quemaba mi cerebro.

Tengo una mente que piensa rápido. En el acto me adelanté y deposité la criatura donde estaría al alcance de los demás, y retrocedí con prudencia, apartándome de aquel clima, transmitiéndoles este pensamiento:

–Él es vuestro. Es mi amigo. Todos sois amigos míos. Todo está bien. Si pudiera, os ayudaría, a él y a vosotros. Él está enfermo. Cuidadlo mucho.

Los visitantes no salían de su asombro. En sus pensamientos había sorpresa y una fuerte impresión. Metieron a su amigo dentro de la nave y se quedaron mirando hacia afuera, hacia mí. Yo les envié mi amistad, como un cálido viento de mar. Les sonreí.

Después volví a la ciudad de telas enjoyadas, a nuestra buena ciudad entre los altos árboles, debajo del sol, en el cielo fresco. Empezaba a caer una lluvia nueva. Cuando llegué al sitio de mis hijos y de los hijos de mis hijos, oí unas palabras allá abajo y vi a las criaturas detenidas en la puerta de su nave, mirándome. Las palabras eran éstas:

–Dios mío... amistosas. Arañas amistosas.

–¿Es posible?

Como me sentía muy bien, di comienzo a este tapiz y a esta narración, ensartando ciruelas-limas y melocotones y naranjas silvestres en la tela de oro. Forman un hermoso dibujo.

Pasó una noche. Las lluvias frescas cayeron y lavaron nuestras ciudades y les colgaron joyas claras. Dije a mis amigos: «Dejad en paz la nave espacial, dejad que las criaturas se acostumbren a nuestro mundo; finalmente se atreverán a salir y nos haremos amigos, y sus miedos desaparecerán como desaparecen todos los miedos, con la presencia del amor y la amistad. Nuestras culturas tendrán mucho que aprender. Ellos, nuevos, lanzándose audazmente al espacio en semillas de metal, y nosotros, muy viejos y cómodos, colgando sobre nuestras ciudades a medianoche, sintiendo cómo cae sobre nuestros cuerpos la lluvia benévola. Les enseñaremos la filosofía del viento y de las estrellas y cómo crece el verde y cómo es el cielo cuando se calienta y se vuelve azul, al mediodía. Seguramente querrán saber eso. Y ellos, a su vez, nos actualizarán con cuentos de su lejano planeta, quizá incluso de sus guerras y conflictos, para recordarnos nuestro propio pasado y lo que, con sentido común, hemos guardado, como juguetes malvados, en el mar. Dejémoslos en paz, amigos, y tengamos paciencia. Dentro de unos días todo estará bien.

Sin duda, aquello tenía su interés. El aire de confusión y horror que reinó en aquella nave durante una semana. Una y otra vez, desde nuestros cómodos sitios en los árboles, en el cielo, vimos a las criaturas mirándonos. Yo puse mi mente en su nave y oí sus palabras, sin poder adivinar su significado pero entendiendo al menos su contenido emocional:

–¡Arañas! ¡Dios mío!

–¡Grandes! Ahora te toca a ti salir, Negley.

–¡No, yo no!

Fue en la tarde del séptimo día cuando se acercó una de las criaturas, sola y desarmada, y me llamó al cielo. Yo le respondí y le envié amistad, calurosa y llena de buenas intencines. Al instante, la enorme ciudad enjoyada que había a mis espaldas tembló al sol. Yo me quedé junto al visitante.

Tendría que haberlo previsto. El hombre echó a correr.

Me levanté un poco, sin dejar de enviarle mis mejores y más cariñosos pensamientos. Se calmó y volvió. Sentí que había habido alguna clase de disputa o que alguien se había ofrecido como voluntario. Y habían escogido a esa criatura.

–No tiembles –pensé.

–No –pensó él, en mi propia lengua.

Ahora la sorpresa, muy agradable, fue mía.

–He aprendido tu lengua –dijo él, en voz alta, despacio,

moviendo desorbitadamente los ojos, con boca temblorosa–. Con máquinas. Durante la semana. Eres amistosa, ¿verdad?

–Por supuesto. –Me agaché para que quedáramos a la misma altura, para que coincidiéramos. Quizá nos separaban un par de metros. Él seguía alejándose poco a poco. Sonreí–. ¿Qué temes? Supongo que no a mí.

–Ah, no, no –se apresuró a decir.

Oí que le latía con fuerza el corazón, un tambor, un cálido murmullo, rápido y profundo.

En su mente, sin saber que yo podía leerla, pensó, usando nuestra lengua:

–Bien, si me matan, la nave sólo perderá a un hombre. Mejor perder uno que todos.

–¡Matar! –exclamé, impresionada por la idea, anonadada y divertida–. Pero si en nuestro mundo hace cien mil años que no muere nadie de manera violenta. Por favor, aleja ese pensamiento. Seremos amigos.

La criatura tragó saliva.

–Te hemos estado estudiando con los instrumentos. Máquinas de telepatía. Varias maneras de medir –dijo–. ¿Teneis aquí una civilización?

–Ya ves –dije.

–Tu cociente intelectual –dijo la criatura– nos ha asombrado. Por lo que vemos y oímos, supera los doscientos puntos.

El término era un poco ambiguo, pero de un refinado humor, y yo le contesté con un pensamiento de alegría y de placer.

–Sí –dije.

–Soy el ayudante del capitán –dijo la criatura, arriesgando lo que, supe, era su propia sonrisa. La diferencia consistía en que él sonreía de manera horizontal y no vertical como nosotros, los miembros de la ciudad de los árboles.

–¿Dónde está el capitán? –pregunté.

–Está enfermo –contestó–. Enfermo desde el día en que llegamos.

–Me gustaría conocerlo –dije.

–Temo que no sea posible.

–Lo lamento –dije.

Envié mi mente a la nave, y allí estaba el capitán, tumbado sobre una especie de cama, murmurando. Muy enfermo de verdad. De vez en cuando lanzaba un grito. Cerraba los ojos y rechazaba una visión febril que lo acosaba. Ay, Dios, Dios, repetía en su propia lengua.

–¿Tu capitán está asustado por algo? –pregunté cortésmente.

–No, no, ay, no –dijo el ayudante, nervioso–. Sólo enfermo. Hemos tenido que seleccionar a un nuevo capitán que saldrá más adelante. –Se fue apartando–. Bueno, hasta luego.

–Deja que mañana te acompañe en una visita a nuestra ciudad –dije–. Estáis todos invitados.

Mientras estaba allí hablando conmigo, aquel horrible temblor le recorría el cuerpo. Temblaba sin parar.

–¿Tú también estás enfermo? –pregunté.

–No, no –dijo, dio media vuelta y corrió hacia la nave.

Dentro de la nave, sentí que estaba muy enfermo.

Volví muy perpleja a nuestra ciudad en los cielos, entre los árboles.

–Qué extraño –dije–. Qué nerviosos son esos visitantes.

A la hora del crepúsculo, cuando reanudé el trabajo en este tapiz de ciruelas y naranjas, oí la palabra flotando en el aire:

–¡Araña!

Pero entonces me olvidé de eso, porque era hora de ir hasta la cima de la ciudad y esperar el primer viento nuevo del mar, para sentarse allí, entre los amigos, en paz, gozando del olor y de la bondad de las cosas, durante toda la noche.

–¿Qué ocurre? –dije en la mitad de la noche a la progenitora de mis hermosos hijos–. ¿A qué tienen miedo? ¿Qué es lo que temen? ¿Acaso no soy una buena criatura, de fina inteligencia y carácter amistoso? –Y la respuesta fue sí–. Entonces ¿por qué el temblor, la enfermedad, los violentos achaques?

–Quizá la clave esté en lo que nos produce su aspecto –dijo mi mujer–. Yo los encuentro raros.

–De acuerdo.

–Y extraños.

–Sí, por supuesto.

–Y de aspecto un poco aterrador. Al mirarlos me siento un poco incómoda. Son tan diferentes.

–Piénsalo con atención, estúdialo con inteligencia, y esos pensamientos desaparecen –dije–. Es una cuestión de estética. Estamos acostumbrados a nosotros. Tenemos ocho piernas, ellos sólo cuatro, dos de las cuales ni siquiera usan como piernas. Raro, extraño, por un momento perturbador, sí, pero yo me adapté de inmediato. Nuestra estética es fuerte pero elástica.

–Quizá la suya no. Quizá no les gusta nuestro aspecto.

Al oír eso me reí.

–¿Asustarse sólo de la apariencia exterior? ¡Es absurdo!

–Tienes razón, por supuesto. Debe de ser otra cosa.

–Ojalá lo supiera –dije–. Ojalá lo supiera. Ojalá pudiera hacerlos sentir más cómodos.

–Olvídate de eso –dijo mi mujer–. Se ha levantado un viento nuevo. Escucha. Escucha.

Al día siguiente llevé al nuevo capitán a recorrer nuestra ciudad. Hablamos durante horas. Nuestras mentes se encontraron. Él era un médico de la mente. Era una criatura inteligente. Menos inteligente que nosotros, claro. Pero en eso no hay que ser prejuicioso. Me parecía una criatura de ingenio, del buen humor, de considerables conocimientos y en realidad de pocos prejuicios. Sin embargo, toda la tarde, mientras andábamos por nuestra ciudad amarrada al cielo, sentí aquel oculto y persistente temblor.

Era demasiado cortés para volver a sacar el tema.

El nuevo capitán tragaba una cantidad de pastillas de vez en cuando.

–¿Qué es eso? –pregunté.

–Para los nervios –dijo, rápidamente–. Nada más.

Lo llevé por todas partes, y con frecuencia dejaba que descansara sobre una rama de árbol. Cuando arrancábamos de nuevo, él temblaba en el momento en que yo lo tocaba, y su cara resultaba terrible a su manera.

–¿Acaso no somos amigos? –le preguntaba, preocupado.

–Sí, amigos. ¿Qué? –Parecía oírme por primera vez–. Por supuesto. Amigos. Sois una raza espléndida. Esta ciudad es encantadora.

Hablábamos del arte y la belleza y el tiempo y la lluvia y la ciudad. Él iba con los ojos cerrados. Iba con los ojos cerrados y nos entendíamos maravillosamente. Entonces se entusiasmaba con nuestra charla y se reía y era feliz y me halagaba por mi propio ingenio e inteligencia. Curiosamente, recuerdo ahora que la relación con él era mejor cuando, en vez de mirarlo a él, miraba el cielo. Era una situación rara. Él con los ojos cerrados, hablando de mentes y de la historia y de viejas guerras y problemas, y yo respondiendo con rapidez.

Sólo cuando abrió los ojos se volvió casi instantáneamente distante. Eso me entristeció. También él parecía triste. Cerró en seguida los ojos y continuó hablando, y en un minuto se restableció nuestra buena relación. Sus temblores desaparecieron.

–Sí –dijo con los ojos cerrados–, somos muy buenos amigos.

–Me alegro de que lo digas.

Lo llevé de vuelta a la nave. Nos dimos las buenas noches, pero él temblaba de nuevo y dentro de la nave ya no pudo comer. Lo supe porque mi mente estaba allí. Volví junto a mi familia, excitado por haber pasado un día inteligente aunque teñido por una tristeza que nunca había conocido.

Mi cuento está llegando a su fin. La nave se quedó con nosotros una semana más. Vi al capitán todos los días. Pasamos momentos maravillosos hablando, mientras él miraba hacia otro lado o cerraba los ojos. Nuestros dos mundos se llevarían bien, decía. Yo estaba de acuerdo. Todos se haría en un gran espíritu de amistad. Llevé a varios miembros del equipo por la ciudad, pero algunos, por razones que ignoro, quedaron tan anonadados que los acompañé de vuelta, con disculpas, a la nave espacial. Todos parecían más delgados que cuando habían aterrizado. Todos tenían pesadillas por la noche. Las pesadillas llegaban hasta mí flotando en una niebla caliente, muy tarde, en la oscuridad.

Ahora registro una conversación que oí, con la mente, entre los diversos miembros de aquella nave, la última noche. Escribo puramente de memoria, con mi memoria increíble, estas palabras que nada significan pero que un día algo podrán significar para mis descendientes. Quizá estoy un poco enfermo. Esta noche, por algún motivo, siento una cierta desdicha. En la nave, allá abajo, todavía hay pensamientos de muerte y de terror. No sé qué nos deparará el día de mañana, aunque estoy seguro de que esas criaturas no nos quieren hacer daño. A pesar de sus pensamientos, tan torturados y confusos. Pero por si ocurriera algún inconcebible incidente, pongo esta conversación en tapiz. Ocultaré para la posteridad el tapiz en un profundo túmulo funerario dentro del bosque. La conversación continuó así:

–¿Qué hacemos, capitán?

–¿Con ellos? ¿Con ellos?

–Las arañas, las arañas. ¿Qué *hacemos*?

–No lo sé. Dios, he intentado imaginármelo. Son amistosas. Tienen buenas mentes. Son excelentes. No urden nada malo. Estoy seguro de que si quisiéramos mudarnos aquí, utilizar sus minerales, navegar por sus mares, volar por su cielo, nos recibirían con amor y caridad.

–Estamos todos de acuerdo, capitán.

–Pero cuando pienso en traer a mi mujer y a mis niños...

Un estremecimiento.

–Nunca funcionaría.

–Nunca.

Más temblores.

–Me cuesta pensar que tendré que volver a salir mañana. No soporto estar otro día en compañía de esas cosas.

–Cuando era niño, recuerdo, un granero, una araña...

–¡Dios mío!

–Pero somos hombres, hombres fuertes, ¿verdad? ¿Es que no tenemos coraje? ¿Qué somos? ¿Cobardes?

–Ésa no es una razón válida. Se trata del instinto, de la estética, llámalo como quieras. ¿Mañana saldrás y hablarás con el grande, aquel melenudo de las ocho piernas, tan malditamente alto?

–¡No!

–El capitán sigue en estado de shock. Ninguno puede comer. ¿Cómo se sentirían nuestros hijos, nuestras mujeres, si nosotros somos tan débiles?

–Pero estos seres son buenos. Cariñosos. Generosos: algo que nosotros no seremos nunca. Aman a todo el mundo y nos aman a nosotros. Nos ofrecen ayuda. Nos ofrecieron entrar.

–Y tenemos que hacerlo, por muchas buenas razones, comerciales y demás.

–¿Son amigos nuestros?

–Ay, Dios mío, sí.

Sin dejar de temblar.

–Pero nunca funcionará. No son humanos.

Aquí estoy, en este cielo nocturno, con el tapiz casi acabado. Espero con ansia el día de mañana, cuando volverá el capitán y hablaremos. Espero con ansia la venida de todas esas buenas criaturas que ahora están confundidas y alarmadas pero que con el tiempo aprenderán a amar y a ser amadas, a vivir con nosotros y a ser buenos amigos nuestros. Mañana, el capitán y yo, espero, hablaremos de la lluvia y del cielo y de las flores y de cómo es cuando dos criaturas se entienden. El tapiz está terminado. Lo acabo con una cita final, en la lengua de los visitantes, sacada de las voces de los hombres de la nave, de las voces que me llegan en el viento azul de la noche. Voces que parecen más tranquilas y que aceptan las circunstancias y ya no tienen miedo. Aquí termina mi tapiz:

–¿Ha tomado entonces la decisión, capitán?

–Sólo se puede hacer *una* cosa, señor.

–Sí. Sólo una cosa.

–¡No es venenosa! –dijo la mujer.

–¡Pero...!

El marido saltó, levantó el pie y pisó tres veces la alfombra, estremeciéndose.

Se quedó mirando la mancha húmeda en el suelo.

Dejó de temblar.

Cuando llueve me pongo triste (Recuerdo)

1980

Todos tenemos en la vida una noche donde lo importante es el tiempo y el recuerdo y la música. Tiene que ocurrir con naturalidad: debe darse de manera espontánea y terminar cuando llega el momento y no volver a ocurrir nunca de la misma manera. Tratar de que ocurra sólo lleva al fracaso. Pero cuando ocurre es algo tan hermoso que uno lo recuerda hasta el final de sus días.

Una noche de ésas me sucedió a mí y a unos amigos hace unos treinta y cinco, cuarenta años. Todo empezó con una canción titulada *I Get the Blues When It Rains.* ¿Te suena? Los mayores tendrían que recordarla. Los más jóvenes, que dejen de leer AQUÍ. Casi todo lo que puedo ofrecer a partir de este punto pertenece a un tiempo anterior a tu nacimiento y tiene que ver con la chatarra que guardamos en el desván de la cabeza y nunca sacamos hasta esas noches especiales cuando nuestra memoria revisa los baúles y abre las oxidadas cerraduras y saca las viejas y mediocres pero encantadoras palabras o las despreciables pero de pronto inestimables melodías.

Nos habíamos reunido en la casa de mi amigo Dolph Sharp en Hollywood Hills para pasar la noche leyendo en voz alta nuestros cuentos, poemas y novelas. Allí, esa noche, estaban entre otros escritores Sanora Babb, Esther McCoy, Joseph Petracca, Wilma Shore y media docena más, que habían publicado sus primeros cuentos o libros a fines de los años cuarenta o a principios de los cincuenta. Todos habían llegado con un manuscrito nuevo, preparado para ser leído.

Pero algo extraño ocurrió al atravesar el salón de Dolph Sharp.

Elliot Grennard, uno de los escritores mayores del grupo y ex músico de jazz, pasó por delante del piano, acarició las teclas, se detuvo y tocó un acorde. Y luego otro. Entonces dejó el manuscrito y puso los bajos con la mano izquierda y empezó a tocar una vieja melodía.

Todos levantamos la mirada. Elliot se volvió hacia nosotros y guiñó un ojo, allí de pie, dejando que la canción se tocara sola con total naturalidad.

–¿La conocéis? –dijo.

–¡Dios mío! –exclamé–, ¡hacía años que no la escuchaba!

Y me puse a tararear con Elliot, y después se acercaron Sanora y Joe, y todos cantamos: «I get the blues when it rains».

Nos sonreímos y las palabras salieron con más fuerza: «The blues I can't lose when it rains».

Conocíamos todas las palabras y las cantamos, y al terminar nos echamos a reír y Elliot se sentó y siguió con *I Found a Million Dollar Baby in a Five and Ten Cent Store*, y descubrimos que todos conocíamos también la letra de esa canción.

Y después cantamos *China Town, My China Town*, y a continuación, *Singin' in the Rain*... sí, «singin' in the rain, what a glorious feelin', I'm happy again...».

Entonces alguien recordó *In a Little Spanish Town*: «'Twas on a night like this, stars were peek-a-booing down, 'Twas on a night like this...»

Y Dolph intervino con «I met her in Monterrey a long time ago, I met her in Monterrey, in old Mexico...».

A continuación Joe gritó: «Yes, we have no bananas, we have no bananas today», interrumpiendo el sentimentalismo durante dos minutos, lo que llevó de manera inevitable a *The Beer Barrel Polka* y a *Hey, Mama, the Butcher Boy for Me.*

Nadie recuerda quién sacó el vino, pero alguien lo hizo,

y no nos emborrachamos pero bebimos, la cantidad justa, porque el canto y las canciones eran todo. Era eso lo que nos ponía alegres.

Cantamos de las nueve a las diez, cuando Joe Petracca dijo:

–Apartaos. Que el italiano cante *Figaro.*

Y nos apartamos y él cantó *Figaro.* Nos quedamos muy callados, escuchándolo, porque descubrimos que tenía una voz singularmente dulce y firme. Solo, Joe cantó partes de *La Traviata,* un poco de *Tosca* y terminó con *Un bel dì.* Tuvo todo el tiempo los ojos cerrados, y cuando los abrió y miró alrededor, sorprendido, dijo:

–¡Dios mío, esto se está poniendo demasiado serio! ¿Quién conoce *By a Waterfall,* de *Golddiggers,* la película de 1933?

En ésa, Sanora hizo de Ruby Keeler, y algún otro representó a Dick Powell. Para entonces registrábamos la casa en busca de más botellas, y la mujer de Dolph bajó de la colina en coche para traer más alcohol, porque sabíamos que si las canciones seguían también seguirían las ganas de beber.

Retrocedimos hasta «You were meant for me, I was meant for you... Angels patterned you and when they were done, you were all the sweet things rolled up in one...». A medianoche habíamos recorrido todas las melodías de Broadway, viejas y nuevas, la mitad de las comedias musicales de la 20th Century Fox, algo de la Warner Bros., junto con fragmentos de «Yes, sir, that's my baby, no, sir, I don't mean maybe» mezclados con *You're blasé* y *Just a Gigolò*; después caímos en todas las *mammy songs,* una larga docena de pésimas pero dulces tonadas que no obstante cantamos con falsa ternura. De algún modo, todo lo malo sonaba bien. Todo lo bueno era sencillamente estupendo. Y todo lo que siempre había sido maravilloso era ahora magnífico hasta la locura.

A la una habíamos dejado el piano y estábamos cantando en el patio, donde, *a cappella,* Joe interpretó más Puccini y Esther y Dolph cantaron a dúo «Ain't she sweet, see her comin' down the street, now I ask you very confidentially...».

Desde la una y cuarto, tratando de no levantar la voz, porque eso era lo que habían pedido los vecinos por teléfono, llegó el turno de Gershwin. *I Love That Funny Face* y después *Puttin' on the Ritz.*

A las dos estábamos un poco pasados de champán y de repente recordamos las canciones que nuestros padres cantaban en sótanos familiares durante las fiestas de cumpleaños en 1928 o que tarareaban en los porches en las cálidas noches de verano cuando la mayoría teníamos diez años: *There's a Long, Long Trail a-Winding into the Land of My Dreams.*

Entonces Esther recordó que su amigo Theodore Dreiser había escrito la vieja favorita: «O the moon is bright tonight along the Wabash, from the fields there comes the scent of new-mown hay. Through the sycamores the candlelight is gleaming... on the banks of the Wabash, far away...».

Después llegó: «Nights are long since you went away...».

Y: «Smile the while I bid you sad adieu, when the years roll by I'll come to you».

Y: «Jeanine, I dream of lilac time».

Y: «Gee, but I'd give the world to see that old gang of mine».

Y: «Those wedding bells are breaking up that old gang of mine».

Y finalmente, por supuesto: «Should auld acquaintance be forgot...».

A esas alturas todas las botellas estaban vacías, y volvimos a *I Get the Blues When It Rains*, y el reloj dio las tres y la mujer de Dolph, en la puerta, nos fue dando los abrigos, que nos pusimos mientras salíamos a la noche, sin dejar de cantar por lo bajo.

No recuerdo quién me llevó en coche a casa ni cómo llegamos a ella. Sólo recuerdo las lágrimas que se me secaban en la cara porque había sido un momento muy especial y muy querido, algo que jamás había sucedido ni volvería a suceder de esa manera.

Han transcurrido los años, Joe y Elliot han muerto hace tiempo, los demás hemos pasado un tanto la madurez, hemos amado y perdido y a veces ganado en nuestras carreras, y todavía nos reunimos de vez en cuando para leer nuestros cuentos en la casa de Sanora o de Dolph, entre algunas caras nuevas, y por lo menos una vez al año recordamos a Elliot al piano aquella noche que todos deseábamos que no acabara nunca, aquella noche tierna y hermosa en la que todas las tontas canciones no significaban nada pero de algún modo significaban todo. Era tan simplote y dulce, tan horrible y encantador como Bogie diciendo «Tócala, Sam», y Sam tocándola y cantando «You must remember this, a kiss is just a kiss, a sigh is just a sigh...».

No tenía que funcionar. No tenía que ser mágico. No podía haber lágrimas de felicidad y luego de tristeza y otra vez de felicidad.

Pero así fue. Así soy yo. Así somos todos.

Un último recuerdo.

Una noche, unos dos meses después de aquella velada especial, reunidos en la misma casa, Elliot pasó por delante del piano y se detuvo, mirándolo con recelo.

–Toca *I Get the Blues When It Rains* –dije.

La tocó.

No era la misma. La vieja noche se había ido para siempre. Lo que había habido en aquella noche no lo había en ésa. La misma gente, el mismo sitio, los mismos recuerdos, las mismas melodías posibles, pero... había sido algo especial. Lo sería siempre. Ahora, sabiamente, pasamos a otra cosa. Elliot se sentó con el manuscrito en la mano. Tras un largo momento de silencio, después de echar una sola mirada al piano, Elliot carraspeó y nos leyó el título de su nuevo cuento. Después leí yo. Mientras leía, la mujer de Dolph se acercó de puntillas por detrás y, sin hacer ruido, bajó la tapa del piano.

Todos mis enemigos están muertos

2003

Allí estaba, en la página 7, la necrológica: «Timothy Sullivan. Genio informático. 77 años. Cáncer. Ceremonia íntima. Entierro, Sacramento».

–¡Dios mío! –exclamó Walter Gripp–. Ya está, se acabó todo.

–¿Qué se acabó? –dije.

–La vida no tiene sentido. Lee eso.

Walter blandió la necrológica.

–¿Y qué pasa? –dije.

–Todos mis enemigos están muertos.

–¡Aleluya! –dije con una carcajada–. Has esperado mucho tiempo a que ese hijo de puta...

–... cabrón.

–Sí, cabrón. A que ese cabrón estirara la pata. Alégrate.

–Qué me voy a alegrar. Ahora no tengo motivos para vivir.

–¿Cómo?

–No lo entiendes. Tim Sullivan era un verdadero hijo de puta. Lo odiaba con toda mi sangre, con todas mis vísceras, con todo mi ser.

–¿Y qué?

–Veo que no me escuchas. Al morir él es como si se hubiera apagado la luz.

El rostro de Walter palideció.

–Maldita sea, ¿qué luz?

–El fuego en mi pecho, en mi corazón, en mis ganglios. Ese fuego se alimentaba de Tim Sullivan. Él me hacía funcionar. Por la noche me iba a dormir cargado de feliz odio. Por la mañana me alegraba desayunar con la necesidad de matarlo una y otra vez entre el almuerzo y la cena. Pero con esto lo ha arruinado todo, ha apagado la llama.

–¿Te hizo *eso*? ¿Su última acción fue provocarte con su muerte?

–Se podría decir que sí.

–¡Lo acabas de decir!

–Ahora, acostémonos y volvamos a mi necesidad.

–No seas tonto. Incorpórate y tómate la ginebra. ¿Qué haces?

–Como ves, aparto la sábana. Quizá sea ésta la última vez que me quedo en cama hasta tarde.

–Sal de ahí, no digas estupideces.

–La muerte es estúpida, un insulto, una tonta broma a mi costa.

–¿Así que lo hizo adrede?

–No me extrañaría. Sería algo típico. Llama a la morgue, léeme un menú de lápidas, piedra común, nada de ángeles. ¿Adónde vas?

–Afuera. Necesito aire.

–¡Cuando vuelvas, yo quizá ya no esté!

–¡Espera mientras hablo con alguien cuerdo!

–¿Quién?

–¡Yo!

Salí y me quedé al sol.

No puede estar ocurriendo esto, pensé.

¿Ah, no?, repliqué. Ve a mirar.

No todavía. ¿Qué haremos?

No me lo preguntes, dijo mi otro yo. Si él muere, morimos nosotros. No habrá más trabajo ni dinero. Hablemos con alguna otra persona. ¿Es aquello su libreta de direcciones?

Sí.

A ver, todavía tiene que quedar alguien vivito y coleando.

De acuerdo. Pasé las páginas. ¡Veamos la A, la B, la C! ¡Muertos! ¡Y la D, la E, la F, la G!

¡Muertos!

Cerré la libreta de golpe como si fuera la puerta de una tumba.

Él tenía razón: sus amigos, sus enemigos... Un libro de los muertos.

Eso es original, apúntalo.

¡Dios mío, original! ¡A ver si se te *ocurre* algo!

Un momento. ¿Cómo me siento con él ahora? ¡Eso! ¡Abran paso que volvemos!

Abrí la puerta y metí la cabeza.

–¿Sigues agonizando?

–¿Qué aspecto tengo?

–De terco insoportable.

Entré, me acerqué y me quedé mirándolo desde arriba.

–¿Se me ve mejor de cerca? –dijo Walter.

–No terco. Malo. Espera mientras junto saliva.

–Espero –dijo Walter–. Date prisa, que voy a durar poco.

–Ojalá fuera cierto. ¡Ahora escucha!

–No te acerques tanto, que te siento el aliento.

–Esto no es una reanimación boca a boca sino un baño de realidad: ¡presta atención!

Walter parpadeó.

–¿Es mi viejo amiguete, mi viejo compinche?

Una sombra le atravesó la cara.

–No. No soy tu viejo amiguete, tu viejo compinche.

Walter sonrió.

–¡Claro que eres tú!

–Ya que estás casi muerto, ha llegado el momento de hacerte una confesión.

–La confesión tendría que hacerla yo.

–¡Yo primero!

Walter cerró los ojos y esperó.

–Adelante –dijo.

–¿Recuerdas aquel dinero que faltó en el 69 y que, creíste, Sam Willis se llevó a México?

–Sí, Sam, claro que sí.

–No. Fui yo.

–¿Cómo?

–Yo –dije–. Lo hice yo. Sam se fugó con una chica. ¡Yo robé la pasta y le eché la culpa! ¡Yo!

–Eso no es tan malo –dijo Walter–. Te perdono.

–Un momento, hay algo más.

–Estoy esperando.

Walter se rió por lo bajo.

–En cuanto a aquel baile en secundaria, en 1958…

–Aquella noche de fracaso. Yo me fui con Dica-Ann Frisbie. Necesitaba a Mary-Jane Caruso.

–Hubiera sido tuya. ¡Le conté lo mujeriego que eras, le enumeré tus éxitos!

–¿*Eso* hiciste? –Walter abrió mucho los ojos–. Así que, en el baile, ella terminó contigo.

–Exacto.

Por un instante, Walter me clavó la mirada; después la apartó.

–Bueno, eso es vieja agua pasada bajo puentes todavía más viejos. ¿Has terminado?

–No del todo.

–¡Dios mío! Esto se está poniendo interesante. Te escucho.

Walter palmeó la almohada y se apoyó en un codo.

–Después vino Henrietta.

–Dios mío, Henrietta. Qué maravilla. Fue un gran verano.

–Yo di fin a ese verano.

–¡¿Tú *qué*?!

–Ella te dejó, ¿no es así? Dijo que su madre se estaba muriendo y que tenía que acompañarla.

–Entonces ¿tú también te fugaste con Henrietta?

–Exacto. Punto siguiente: ¿te acuerdas de cuando te hice

vender Ironworks, Inc., con pérdidas? A la semana siguiente la compré.

–Eso no está tan mal.

Walter tragó saliva. Yo seguí hablando.

–Otro punto. ¡En Barcelona, en el 69, aduciendo jaqueca, me acosté temprano y salí con Cristina López!

–A veces he pensado en ella.

–Estás levantando la voz.

–¿De veras?

–¡Ahora, tu mujer! Jugué con ella al Aquí te Pillo Aquí te Mato.

–¿Aquí te Pillo...?

–¡Aquí te Pillo una vez, dos veces, cuarenta veces!

–¡Espera!

Walter se incorporó, apretando la manta.

–¡Aguza el oído! Cuando estabas en Panamá, Abbey y yo hicimos una fiesta salvaje.

–Me hubiera enterado.

–¿Desde cuándo oyen los maridos? ¿Recuerdas su gira enológica por Provence?

–Sí.

–Pues no. ¡Estuvo en París bebiendo champán en mis zapatillas de golf!

–¿¡Zapatillas de golf!?

–¡París fue nuestro hoyo diecinueve! ¡Campeonatos mundiales! ¡Después Marruecos!

–¡Ella nunca fue!

–¡Fue y lo hizo! ¡Roma! ¿¡Sabes quién fue su guía turístico!? ¡Tokio! ¡Estocolmo!

–¡Sus padres eran suecos!

–Yo le di el Premio Nobel. ¡Bruselas, Moscú, Shangai, Boston, El Cairo, Oslo, Denver, Dayton!

–¡Basta, por Dios, basta! ¡Basta!

Me interrumpí y, como en las viejas películas, fui a la ventana y me fumé un cigarrillo.

Oía el llanto de Walter. Al volverme vi que había sacado las piernas de la cama y que las lágrimas le bajaban por la nariz y caían al suelo.

–¡Hijo de puta! –dijo boqueando.

–Cierto.

–¡Cabrón!

–Desde luego.

–¡Monstruo!

–¿Sí?

–¡Mejor amigo! ¡Te voy a matar!

–¡Primero tendrás que agarrarme!

–¡Después me despertaré y te mataré de nuevo!

–¿Qué haces?

–¡Me levanto de la cama, maldita sea! ¡Ven aquí!

–No. –Abrí la puerta y miré hacia afuera–. Adiós.

–¡Aunque tarde años, te mataré!

–¡Ah! Míralo... *¡Años!*

–¡Aunque tarde toda la *eternidad*!

–¡La eternidad! ¡Eso es magnífico! ¡Hasta más ver!

–¡Quieto, maldita sea!

Walter se levantó tambaleándose.

–¡Hijo de puta!

–¡Correcto!

–¡Cabrón!

–¡Aleluya! ¡Feliz Año Nuevo!

–¿¡Qué!?

–*Prosit! Skoal!* ¿Qué fui yo una vez?

–¿Amigo?

–¡Sí, *amigo*!

Solté una carcajada, una carcajada de médico-curandero.

–¡Bruja! –chilló Walter.

–¡Yo, sí, *yo*!

Salí de un salto, sonriendo.

–¡Yo!

Un portazo.

El completista

2003-2004

Fue en un barco en mitad del Atlántico, durante el verano de 1948, cuando conocimos al completista, como él se consideraba.

Era un abogado de Schenectady, bien vestido, que insistió en pagar las copas cuando nos conocimos por casualidad antes de la cena, y cuando llegó el momento de comer, en vez de sentarnos a la mesa de siempre, nos sentamos con él.

Durante la cena no paró de hablar, de contar maravillosas historias, magníficos chistes, con un tono sabio, cordial y mundano.

En ningún momento nos dejó hablar, y mi mujer y yo, entretenidos, intrigados, aceptamos de buena gana callar y dejar que ese hombre tan divertido nos describiera el mundo por el que había viajado, de continente en continente, de país en país, de ciudad en ciudad, reuniendo libros, construyendo bibliotecas y distrayendo el espíritu.

Nos habló de cómo se había enterado de la existencia de una fabulosa colección en Praga, y cómo había empleado más de un mes en atravesar el mundo en barco y en tren para encontrarla y comprarla y llevársela a su enorme casa de Schenectady.

Había pasado temporadas en París, Roma, Londres y Moscú y había enviado a casa decenas de miles de raros volúmenes que su profesión le permitía comprar.

Cuando hablaba de esas cosas le aparecía un brillo en los ojos y un color en la cara que ningún licor podía inducir.

Ese abogado no parecía un jactancioso: se limitaba a describir, como un cartógrafo, un mapa de sitios e instantes y acontecimientos a los que no podía dejar de aludir.

Mientras lo hacía no pedía ningún plato que pudiera ocupar su atención. Apenas miraba la enorme ensalada que tenía delante, lo que le permitía seguir hablando; de vez en cuando devoraba un bocado y después continuaba con sus descripciones de sitios y colecciones de todo el mundo.

Cada vez que mi mujer o yo tratábamos de intervenir entre sus exclamaciones, él nos apuntaba con el tenedor y cerraba los ojos para acallarnos y proclamaba otra maravilla.

–¿Conocéis la obra de sir John Sloane, el gran arquitecto inglés? –preguntó. Antes de que pudiéramos contestar, prosiguió–: Recontruyó toda la ciudad de Londres en la cabeza y en los dibujos realizados de acuerdo con sus especificaciones por el señor Ginty, amigo suyo y dibujante. Algunos de sus sueños de Londres llegaron a construirse, otros fueron edificados y destruidos y otros más quedaron sólo como producto de su increíble imaginación.

»He encontrado algunos de sus sueños relacionados con bibliotecas y he trabajado con los nietos de sus ingenieros arquitectónicos para construir en mi finca lo que podríamos llamar una universidad de carreras de obstáculos. De edificio en edificio, sobre esa gran extensión en las afueras de Schenectady, he instalado ambiciosos faros de educación.

»Al pasear por mis prados o, mejor aún –y qué romántico– al recorrerlos a caballo, de un extremo al otro, te encuentras en la más fabulosa biblioteca de conocimiento médico del mundo. Digo esto porque he encontrado esa biblioteca en Yorkshire y comprado sus diez mil volúmenes, que envié a casa para tenerlos seguros y controlados. Grandes médicos y cirujanos vienen a visitarme y a vivir en la biblioteca durante días o semanas o meses.

»Además, en otros lugares de mi finca hay pequeñas bibliotecas-faro con las más grandes novelas de cada país del mundo.

»Y por si fuera poco, hay también un ambiente italiano que hubiera quitado el sueño, de envidia, a Bernard Berenson, el gran historiador del arte del Renacimiento italiano.

»Por lo tanto mi finca, esa universidad, es una serie de edificios esparcidos sobre más de cincuenta hectáreas, donde uno puede pasar toda una vida sin salir de mi entorno.

»En un solo fin de semana, los directores de colegios, universidades y escuelas de Praga, Florencia, Glasgow y Vancouver se reúnen para disfrutar de las comidas de mi chef y beber mis vinos y amar mis libros.

Siguió describiendo el cuero con el que estaban encuadernados muchos de los libros, la estupenda calidad de esas encuadernaciones, el papel usado y los tipos de letra.

Además, explicó lo maravilloso que era que pudieras visitar sus numerosos centros de saber y pasear por los prados y sentarte a leer en un ambiente propicio para un amplio aprendizaje.

–Eso es casi todo. Ahora voy a París, desde donde viajaré en tren hacia el sur antes de atravesar el canal de Suez y continuar hacia la India, Hong Kong y Tokio. En esos lejanos lugares me esperan otros veinte mil volúmenes de historia del arte, filosofía y viajes. Soy como un colegial, nervioso, esperando a que llegue mañana para tener en las manos esos nuevos tesoros.

Por fin, nuestro amigo abogado parecía haber concluido.

Se había acabado la ensalada, habíamos terminado el postre y bebido la última copa de vino.

Nos miró como preguntándose si tendríamos algo que decir.

Desde luego, habíamos acumulado muchas cosas y esperábamos una oportunidad para hablar.

Pero antes de que pudiéramos abrir la boca, el abogado llamó al camarero y pidió tres brandys dobles. Mi mujer y yo dijimos que no, pero él no hizo caso. Nos pusieron los brandys delante.

El hombre se levantó, estudió la cuenta y se quedó un largo rato quieto mientras se iba poniendo pálido.

–Hay una última cosa que quisiera saber –dijo finalmente.

Cerró los ojos un momento, y cuando los abrió habían perdido todo su brillo; parecía estar mirando un sitio a un millón de kilómetros de distancia en su imaginación.

Levantó el brandy, lo sostuvo con las dos manos.

–Una última cosa –dijo.

Hizo una pausa antes de continuar.

–¿Por qué mi hijo de treinta y cinco años mató a su mujer, acabó con su hija y se ahorcó?

Bebió el brandy, dio media vuelta y sin decir una palabra salió del comedor.

Mi mujer y yo nos quedamos allí un largo rato con los ojos cerrados, y entonces, sin pensar, sentimos que nuestras manos se alargaban y tocaban el brandy que nos estaba esperando.

Epílogo: El eterno Orient Express de R. B., G. K. C. y G. B. S.

1996-1997

Y cuando muera, este sueño ¿irá de veras en tren
con Shaw, con Chesterton y conmigo?
Ay, glorioso Señor, haz por favor todo lo necesario
para que por toda la eternidad rememos
inclinados, charlando sin parar,
pura boca, nada de sueño, un día interminable:
la Gira Nocturna de Chesterton, el Expreso Shaw,
un picnic de cerebros vestidos con ropa londinense
mientras uno por uno surcamos los vapores del ferrocarril
para circunnavegar mis sueños diurnos y nocturnos.
Primero llega Shaw y me da una lata de galletas.
«Toma, niño», exclama. «¡Sube, sube!»
Su voz es pura Fuerza Vital, juez Hacedor de la Humanidad.
G. K. sube detrás y se adelanta a Shaw y al revisor.
Al final viene trotando Dickens, marcado por Twain.
«¡Un momento!», exclama Mark. Y Dickens: «¡Parad ese
    tren!».
«Está parado» resopla Shaw. «¿Traéis los cerebros? ¡Arriba!»
Con este último mandamiento de nuestro Señor
nos empujamos midiéndonos mutuamente el ingenio
mientras Shaw se siente como una estatua entre la multitud
y suelta la lengua para lanzar el Juego,
su menor carraspeo un tiro que nos deja cojos.
Ahora llega Poe cargado de pieles, vestido para la nieve,

acompañado a todas partes por ráfagas frías;
desde lejos su amplia frente pálida es una luna
que se hunde al amanecer pero sale al mediodía.
Dickens está aturdido, pero Twain exclama: «¡Hombre!».
¿G. Shaw y G. K.? ciegos mientras llegan las Muertes;
entre ellas oigo la melodía del pálido Edgar,
su pálido latido del corazón que imita el somorgujo.
Ahora Wilde sigue flotando, morados sus tambores,
mientras algo artero se acerca.
Y aquí acecha Melville, también Rudyard Kipling.
Blanco el Herman de la Ballena, el escribiente de Kim una
 tonalidad india,
Lord Russell, enano astuto, sube ahora al tren
la chistera gigantesca para contener los sesos
y desafiar a Shaw y a Chesterton a charlar
mientras Poe, apagado, ceñudo, les frota los sombreros
para arreglarles las ideas políticas o doblarles la voluntad
mientras atraviesan el País de los Ciegos de Kipling.
¡Ah, escucha! Su charla es oro, casi nunca lata.
¿Y aburrida? ¡Jamás! ¡Dios impida ese pecado!
Musa, afílales la lengua y que su ingenio corte como una
 hoja de afeitar
para que Shaw pueda delirar mientras el orgulloso Lord
 Russell se queda sentado
y yo, el modesto ratón que cierra el pico
y no dice ni pío durante todo el viaje,
con mucho gusto oculto entre esos cerebros
que recorren la noche arrastrando vagones de ideas,
cada uno enganchado en el siguiente y cada uno un coche
 más brillante,
éste una nova, aquél la estrella del viejo Halley,
un cometa de un año luz que atraviesa nuestro campo de
 visión.
Para enseñar a nuestras escuelas ferroviarias a través de
 nuestra noche.

Yo sus migas filosóficas arrebato y como.
¿El hipo de Shaw? ¡Dios mío, una delicia!,
y Poe, cuanto más vociferan más callado se vuelve,
pálida la nívea frente lunar, tibia la lengua,
pero me alegro por él, porque
cuando su mirada se cruza con la mía intercambiamos una
irónica broma,
veo el Gato Negro oculto donde las costuras de Poe se
descosen,
su cabeza un Péndulo, su pecho un Pozo;
mientras nuestros autores preferidos beben
en los ojos mudos de Poe veo cómo el funesto Usher se
hunde,
los ruidosos Shaw y G. K. ¿se regañan mutuamente?
Dice Poe: «¿Amontillado? Aquí está el barril,
ponte estas campanillas de bufón mientras preparo la
argamasa
para meter a estos locos en una celda de ladrillos».
Así, avergonzado, desquiciado, guardo silencio
mientras todas esas almas angélicas abren las alas.
Aporrean el aire, chivos voladores,
saltando y trepando, la música en la garganta,
¡dulces encantamientos!, ¡escucha su cotorreo!
Sus truenos locomotores hacen temblar nuestro coche.
Para sacarnos sonoramente de la estación, qué mezcla
de estruendos producen esos gloriosos Seis.
Su conversación me riega con palabras
hasta que Shaw los hace callar a todos para indicar dónde
está la Verdad,
después Chesterton perora sobre lo Grande Que Soy
y ni siquiera calla a la hora del té y las tartas (éstas con
mermelada).
Y callado entre todos los demás, vemos ahora a Poe.
¿Sueña que lo encuentran muerto entre la nieve del invierno?
Mientras Wilde, un mendigo, muere de hambre en un

hotel de París
y Melville muere en tierra mientras los críticos duermen.
Malditos supervivientes del alma, ¿por qué tiene que ser así?,
que hombres sabios no supieran entonces lo que ahora sabemos,
medir una ballena pero nunca saber su tamaño,
valorar a Poe pero casi nunca premiarlo.
¿Cómo reírse de Wilde, que ahora se estará riendo de ti?
Muchas veces me pregunto qué hacen los críticos.
Sé que leen pero no sé si piensan.
Yo bebo vino pero ellos beben otra cosa,
aunque sale de la misma fuente, y no sé por qué
me quedo con la mejor parte de la sabiduría.
Niegan y desprecian los libros que yo leo
y los entierran hasta el día de la Resurrección.
¿Quién llama a estos amigos de la tumba literaria?
¿Una voz, un amor, una noche, una habitación solitaria
donde pasando páginas con fervoroso deseo
arrebaté del fuego su libro carbonizado?
Ay, estimado Poe, no se vaya nunca; señor Wilde,
levántese con Dorian para hacer rabiar a este niño,
para complacer otra vez a este niño con un cuento de horror,
y Herman, no se aparte de la camarada Ballena.
Yo no lo desdeñaría ni lo rechazaría
ni mataría esa enorme cosa blanca con la duda del cínico.
En el furgón de equipajes espera Dorian, un fantasma de lienzo,
mientras Wilde toma el té y se muerde la lengua y deja que se jacte Shaw.
Entonces Oscar interviene y lanza la palabra justa
y la risa resuena saliendo de su boca como una ráfaga.
Los autores ladran y gañen, sus caras brillan,
sus palabras mera cerveza pero las de Wilde son vino.
Al fin Edgar carraspea y se atreve a hablar,

su voz de Usher es invierno perdido y débil,
su corazón tamborilea debajo del suelo de nuestro vagón,
el humo del tren pasa por delante como un cuervo: *Nevermore.*
Ahora nos volvemos hacia Melville y buscamos su Ballena.
¿Qué es eso? ¡Un simple pececillo! Arríe la vela.
Eso dicen los críticos, pero ¿Melville oye?
Oye y evita el mar, y ahora el ataúd.
Este tren de medianoche tuerce allá en la curva,
con locomotora de espectral palidez, una mole aterradora,
y entonces no todo está perdido, ni en la tierra ni en el mar,
la vieja Moby sigue por las vías y me llama.
Dudamos de todo eso pero nos apiñamos contra el cristal para espiar
aquella blancura locomotriz, ¿oyes su grito?
Revuelto con fuegos de Santelmo, Dios bendito, ¡qué sonido!
El mar como divinidad está cerca, todos nos ahogamos.
Mientras avanzamos delirando por el sendero del anochecer,
la vieja Moby nos arrastra, un trágico tren.
«¡Ah, tonterías!», dice Shaw, y se sienta para devolvernos a la realidad.
«Eso es la Revolución de la Industria sobre rieles!»
Mucho mejor que la Bestia. Nos sentamos a comer,
tomamos el té, una galleta, un pastel o un dulce de brioche.
Mientras Kipling condimenta los recuerdos de cuando
su Kim tamborileaba en el polvo una y otra vez,
y Kaa era codiciada como serpiente pitón,
y Mowgli gritaba con los lobos que chillaban para hacer temblar
la luna, y recorrer nuestro tren, mientras nuestros corazones cantan:
«¡Sí! ¡Kipling es nuestro Hombre Que Quiso Ser Rey!»
Entonces, demasiado pronto, el sol arde al amanecer,
no nos da tiempo para taponar nuestro sueño o para compartir un bostezo,
por ahora se acabó, mirad al doblar la curva,

¡nuestra parada final!, la estación donde se acaban los
libros.
Los autores bajan y se marchan y todo es adiós,
lo pienso y me pongo a llorar.
Con susurros de mimbre ahora los dioses se presentan,
su gloria me hace estallar el pecho y me agrieta los ojos.
El tren, entre latidos sordos, cesa con un soplido,
en la Estación Perdida del Tiempo del Fin del Mundo, oíd
la paz,
donde los demás respiran nuestra vida fue palabras,
ahora los árboles están cargados de literatura de pájaros.
Shaw es el primero en saltar del tren, seguido de cerca por
Chesterton,
y Kipling me limpia las lágrimas de los ojos.
Allí, funeral de uno solo, viene el señor Poe
con Melville vestido de blanco, el rostro nieve pura.
Poe me agarra la mano en silencio, no dice
«adiós» ni *«Nevermore»* pero se aleja con sigilo.
Mientras Oscar, último de todos, sigue sentado dentro
para hacer una y otra vez su maleta de mordacidades.
«Éste es un momento especial», explica; «intentemos
decir adiós como si en realidad quisiéramos decir hasta
luego».
Me palmea la barbilla Twain, que como el sol,
todo alegría, me dice: «Dios te bendiga, hijo».
Y pasean por la playa de la estación,
con un Melville lento y melancólico y perdido en tierra.
¿Qué sitio es ése? ¿Una librería junto al mar?
¡Ah, sí! ¡Qué magnífica! ¡Eso despierta en mí una gran
alegría!
No están perdidos ni muertos, porque aquí, el día después,
algún otro niño se los llevará
en nocturnos viajes de tren que sólo reducen la marcha
al pasar por pueblos donde otros autores prosperan y van
a ladrar toda la noche y conocen todas las cosas alegres.

¿Por qué es así? Porque *yo* lo digo.
Mis amigos se han ido, yo me quedo un momento más
para ver sus huellas a lo largo de la orilla;
saludo con la mano las sombras, subo a mi tren.
Lloro porque nunca habrá nadie como ellos.
Pero algo sé con seguridad aquí junto al resonante mar:
sus muertes disminuyen, sus palabras me llenan.
Porque al viajar por la orilla en un coche solitario,
¡abro sus libros y allí están!

Índice

El signo del gato
se imprimió por encargo de la Comisión Nacional
de Libros de Texto Gratuitos en los talleres de
Compañía Editorial Ultra, S.A. de C.V. con domicilio en Centeno 162,
colonia Granjas Esmeralda, delagación Iztapalapa, c.p.09810,
México D.F., en el mes de noviembre de 2006.
El tiraje fue de 30,334 ejemplares.